华夏英才基金学术文库

医学人文学导论

张大庆 著

科学出版社
北京

内 容 简 介

本书内容回顾了医学人文学科的兴起与发展历程,分析了医学人文学科在医学教育、研究、临床以及卫生政策领域的作用与价值,探讨了解决当代医学技术和医疗卫生服务面临的社会伦理难题的可能路径。

本书适用于高校医学人文学系、研究所或中心的在校生、教学人员或研究人员参考使用。

图书在版编目(CIP)数据

医学人文学导论 / 张大庆著 . —北京:科学出版社,2013
ISBN 978-7-03-037236-9

Ⅰ. 医⋯ Ⅱ. 张⋯ Ⅲ. 医学-人文科学-研究 Ⅳ. R-05

中国版本图书馆 CIP 数据核字(2013)第 058953 号

责任编辑:康丽涛 杨小玲 / 责任校对:张振红
责任印制:赵 博 / 封面设计:范璧合

科 学 出 版 社 出版
北京东黄城根北街 16 号
邮政编码: 100717
http://www.sciencep.com

北京凌奇印刷有限责任公司印刷
科学出版社发行 各地新华书店经销

*

2013 年 4 月第 一 版 开本:B5(720×1000)
2025 年 1 月第十次印刷 印张:9
字数:168 000
定价: 36.00 元
(如有印装质量问题,我社负责调换)

前　言

　　"以人为本"是社会发展的核心价值,而人的生命、人的健康又是人本之本,因此,以关爱生命、关注健康、减少疾病为宗旨的医学技术和卫生保健服务水平,是反映社会发展水平和文明程度的一个重要标志。当代医学技术日新月异,临床诊疗手段不断更新,但同时医疗卫生费用也急骤升高,人们对医疗保健服务的满意度则明显下降。追根溯源,其实质是医学与人的关系发生了改变。于是,让医学从那种"太技术化、太非人性化、太官僚化"的取向回归于人性化的呼声日渐高涨。重新审视医学的目的,重铸医学的人文价值,已为医学界及社会公众所广泛关注。

　　医学人文学作为研究医疗保健和卫生服务中的人类价值、探讨医学终极关怀问题的学科群,其意义在于从历史、哲学、伦理、文化、宗教等多个维度来审视医疗保健实践、卫生服务制度以及卫生政策的目的,以探讨医学之本质。历史上,医学是最具人文传统的一门学科,然而,在医学技术迅猛发展背景下兴起的技术至善主义,导致了医学人文传统的断裂。随着疾病谱的变化和医学模式的转换,医学人文关怀的呼声再次为医学界所重视。人们在享受医学技术提供服务的同时,也对医学的非人性化趋势提出越来越多的批评。尽管医学技术的进步极大地改善了人类的健康问题,但也动摇了长期以来医学所坚守的人类价值标准的基石。

　　20世纪70年代后,以对医学技术与医疗服务的社会、伦理、法律和文化研究为主要内容的医学人文学科群迅速崛起,欧美各国将医学人文学科作为医学教育的必要内容,提出医学人文学科是培养高素质医生的基础。从而形成了自然科学、医学科学和医学人文社会科学并举的新教育模式,以激发对人性、对苦难、对生命的敏感性和洞悉力,确立医学研究、临床治疗、预防保健以及卫生政策制定过程中自主、尊重、宽容、公正的价值观。在科学研究方面,从国际重大项目如人类基因组计划、艾滋病控制,到新药临床研究和新技术临床应用都包含有人文社会科学的相关研究。人们已深刻认识到,欲解决当代医学发展和医疗卫生服务所面临的难题,需要多学科的综合研究和跨学科的交流,需要有更加广博知识和强烈社会责任感的高素质医学人才。在我国，目前已有一些高校建立了医学人文学系、研究所或中心，医学人文学科的教学和研究人员为推进学科建设与教学改革做了大量的工作。

本书是笔者近10年来从事医学人文学科教育改革、学术研究、理论探讨的成果。其中部分内容和主要观点已在专业学术期刊上发表过，在此感谢《医学与哲学》杂志、《中华医史杂志》、《中国医学伦理学》杂志等同意笔者收入本书。不过在收入本书时，笔者进行了重新编排，并做了进一步的修订和增补，使之更系统化。感谢陈琦博士对本书的草稿加工提出的建议。本书通过回顾医学人文学科的兴起与发展历程，分析了医学人文社会学科在医学教育、科学研究和卫生政策方面的作用与意义，探讨了解决当代医学发展和医疗卫生服务所面临难题的可能路径，以及医学人文学科综合和跨学科研究的理论与方法，提出了建构医学人文教育核心课程体系的设想。

张大庆

2012 年 12 月 12 日

目　　录

> 医学是一门需要博学的人道职业。
> ——西氏内科学

第一章　医学人文学的概念

一、医学、人文与医学人文学

在讨论医学人文学的概念之前,有必要首先对医学与人文的概念有一个清晰的表述。医学是什么?《科学技术辞典》的定义是"医学是旨在保护和加强人类健康、预防和治疗疾病的科学知识体系和实践活动"。《自然科学学科辞典》的定义是"医学,狭义可视为医学科学的同义语,广义则应理解为医学科学和医疗保健事业的综合称谓"。《大英百科全书》的定义是"医学是维持健康、预防、诊断和治疗疾病的实践活动"。上述定义中都强调了医学不仅是一门科学知识体系,还是一项实践活动。此外,还有学者提出医学是一个庞大复杂的社会建制。所谓"医学建制"有两种理解:一种是指机构,如医院、医学院校、研究所及专业学会等;另一种是指广义的医疗卫生服务的行为方式,如医疗保健制度及职业管理等。作为社会建制的医学是一项公益事业,即不是为自身而是为他人的利益而存在的,医学实践不只是把科学原理应用于特定的生物学个体上,而且始终以病人的幸福为其主要目的。

在中国,"人文"一词最早出现在《易经》中,《易经》贲卦的象辞上讲:"观乎天文以察时变,观乎人文以化成天下。"在此人文与天文相对,天文是指天道自然,人文是指社会人伦。所谓人文,强调的是人类社会运行所形成的秩序和伦理规范。《辞海》中对人文的定义是:"人文指人类社会的各种文化现象"。所谓文化是人类或者一个民族、一个人群共同具有的符号、价值观及其规范。人文就是人类文化中的核心部分,集中体现在对人的尊重和关爱上。在西方,人文的概念包含有人道的(humane)、人文主义(humanism)、人性(humanity)和人文学科(humanities)等,起源于古希腊人对人的本质与价值的认识。文艺复兴时期人文学科的概念逐渐形成,起初是古典教育(classical education)的同义词,即研究古希腊、罗马语言与文化的学问。近代以后,随着人文学科研究领域的拓展与分化,人文学科的概念越来越模糊,以至于难以给出一个准确的、为学界一致认同的定义。1980年美国人文学科委员会(Commission on the Humanities)在出版的报告中指出:"我们的会议发现委员会在讨论人文学科时是何其困难",因为"有关人文学科是什么总是众说纷纭"[1]。美国国家人文基金会也没有给人文学科下一个明确的定义,而是说"人文学科"包括但不限于以下的研究与阐释:语言(现代与古典)、语言学、文学、历史、法学、哲学、考古学、比较宗教、伦理学、历史、艺术理论与批评;具有人文内涵及应用人文学科方法的社会科学的一些领域;有关人类生存环境的研究,尤其关注反映我们的多元化遗产、传统与历史,关注人文学科与国家生活现况的相关性。尽管当今对人文学科定义模糊,但颇具讽刺意味的是,人们提及人文学科时,更多的是在涉及与之相对的概念——科学或技术——的情境下。科学或技术寻求的是客观、定量的研究结果,而人文学科则是探讨人类生活与文化中主观、定性的问题。

迄今,对医学人文学(medical humanities)的概念尚没有一个确切、权威的解释。实际上,医学人文的概念具有多重涵义。其一是指"医学人文精神",即人类的终极关怀与人性的提升,如批评人类企图控制自然的骄傲自大,承认"医学的限度",强调尊重人、敬畏生命;其二是指"医学人文关怀",强调的是对待他人的善行,如医学研究、临床治疗中的伦理价值,良好的医患沟通能力;其三是指"医学人文学科",即研究与探询医学本质与价值的人文学科,如医学史、医学哲学、医学伦理学等。医学人文精神与医学人文关怀是观念层面和实践层面,而医学人文学科则介于两者之间,是从观念到实践,从知识到行动的桥梁。而"医学人文素质"是一种综合素质,即医务人员通过医学人文学科的学习,理解了医学人文精神的内涵,具备了医学人文关怀的能力,并在医疗卫生工作中得以体现。

因此,医学人文学可被定义为应用人文社会科学的知识与方法对医学的本质与价值、卫生保健的目的与意义、医疗保障的公平与公正等问题进行探究的活动。其目的是激发医务人员对人性、对苦难、对生命的敏感性和洞悉力,确立医学研究、临床治疗、预防保健以及卫生政策制定过程中自主、尊重、宽容、公正的价值观。

广义的医学人文学包括与医学相关的法律、社会学、人类学和心理学,亦可称为医学人文社会科学(Humanities and Social Science in Medicine)。医学人文社会科学从人文学科和社会科学的角度探讨健康、疾病、生命、死亡、疼痛、快乐之于人类社会的意义,考察医学和卫生保健之于人类社会的价值,研究与关注这些学科如何应用于医学教育和改进医疗实践。

二、医学人文学的兴起

虽然医学人文的观念历史悠久,但医学人文学的概念则是20世纪晚期才出现的。20世纪医学技术的迅速发展,以往那些威胁人类健康的急性传染病、寄生虫病、营养缺乏性疾病等得到了有效地控制,人类的健康状况有了极大地改善。现代医学已成为一个包括探索生命奥秘、防治疾病、增进健康、缓解病痛的庞大的综合体系。然而,具有讽刺意味的是,在现代医学技术为人类提供越来越多的保健需求的同时,人们对医学的批评也日益增加。人们都深切关心医疗保健日益增长的非人性化问题,并且直观地感觉到医学教育和实践的方式出现了偏移。因此,人们不得不开始反思医学技术发展的价值,反思医学的目的究竟是什么,反思人类到底需要什么样的医学。

1960年秋,位于美国新罕布什尔州汉诺威的达特茅斯学院,举办了一场主题为"现代医学中良知的重要问题"的讨论会。虽然与会学者不多,但都是当时医学界有影响的人物,如杜博斯(Rene Dubos,1901—1982),洛克菲勒医学研究所著名微生物学家,抗生素——短杆菌肽的第一个发现者。他在这次会议上的角色是一位现代医学的批评家,一年前,他刚出版了一部名为《健康的幻影:乌托邦、进步和生物学变化》的著作,批评了人们将健康寄托于生物医学进步的奢望,后来他又因力倡环境保护而闻名世界。另外,牛津大学荣誉内科教授、医学教育改革的推动者皮克林爵士(Sir George Pickering),时任世界卫生组织总干事的奇译姆(Brock Chisholms),美国神经外科学奠基人彭菲尔德(Wilder Penfield),著名内科学家麦克德特(Walsh McDermott),诺贝尔医学奖获得者、遗传学家穆勒(Hermann J. Muller),美国总统艾森豪威尔的科学技术顾问基斯佳柯夫斯基(George Kistiakowsky)等科学家,以及《两种文化》的作者C. P. Snow和《美丽的新世界》作者赫胥黎(Aldous Huxley)等人文学家都出席了会议。会议由既是著名科学家又是人文学者的杜博斯担任主席。

20世纪60年代是现代医学的转折时期。在基础医学领域,分子生物学的兴起,为医学家探索生命与疾病的奥秘开辟了新路径,关于遗传、神经、免疫、内分泌等生命现象的研究获得重大突破;在临床医学领域,抗生素、激素、化学药物、心脏外科、器官移植、人工器官等的应用,让医生相信现代医学什么都能做也应当做。技术的力量助长了医学的家长制权威。医生们普遍认为,病人所需要的就是耐心地配合医生的各项诊疗程序,治疗效果就是对病人最好的关怀。人们也相信,医学技术的进步将逐步解决所有的疾病问题。然而,此时也有人看到了现代医学面临的危机。由于疾病谱的变化,生物医学将对付急性传染病的策略应用于慢性病防治上不再灵验。伴随高新医学技术出现的医疗费用急剧上升、医学伦理和法律问题的增多,迫使人们重新审视现代医学。在这次会议的开幕致词中,达特茅斯医学院院长坦尼博士(Dr. S. Marsh Tenney)指出,虽然现代医学的基础更加理性,但原本应该融科学与人文为一体的医疗实践却越来越偏离人的价值。因此,医学需要反思,人本身才是最终的决定因素。考察医学与科学进步的良知问题,不是简单地追问人的生存与存在,而是要追问人以何种生存、如何存在。

实际上,对现代科学技术的忧虑是 20 世纪 60 年代西方社会的一种较为普遍的情绪。有人认为出现这种情绪来自三方面的原因:一是人口迅速增长的压力;二是福利国家的大事铺张、不近人情的计划;三是太空竞赛开始后,人们认识到只有一个地球,人类同舟共济的观点成为了常识。"现代医学中良知的重要问题"会议的举行,是一些学者睿智的洞察力在这个具体问题上的折射。1962 年,卡森《寂静的春天》所展示的杀虫剂对人类的危害,以及随之不久发生的妊娠呕吐缓解药"反应停"导致畸形儿出生的事件暴露出药物的潜在危害,都验证了科学家和人文学者们的担忧。

1969 年,来自芝加哥大学、佛罗里达大学、弗吉尼亚大学、罗彻斯特大学和耶鲁大学等大学医学院的 10 位从事医学与人类价值教学和研究的教授成立了"健康与人类价值学会"(Society for Health and Human Values, SHHV),其目标是将人类价值作为医疗卫生专业人员教育的基本、明确的内容。健康与人类价值学会成立后,便在美国国家人文基金的资助下于 1969 年创建了医学人类价值研究所,致力于研究人文学在医学教育中的应用。1971~1981 年的 10 年间,研究所成为学会的主要实践机构,并直接影响了医学人文学的兴起与发展。

20 世纪 70 年代以后,现代医学技术带来的伦理、法律和社会问题日显突出,推动了医学人文学科的建制化发展,美国许多大学的医学院纷纷成立了医学人文学教学和研究机构。医学人文学科的研究生教育也得到迅速发展,许多大学设立了跨学科的医学人文学研究生培养计划。医学人文学科在美国的发展也影响到世界其他国家。20 世纪 80 年代以后,在欧洲、亚洲、南美洲、大洋洲一些国家的著名大学也陆续建立了医学人文学的教育和研究机构。我国医学人文学科的教学和研究也是在 80 年代以后陆续开展起来。20 世纪 90 年代,国内的一些学者开始注意到了建设医学人文学科学术共同体的必要性,在南京、大连、上海、北京分别召开过医学人文学学术研讨会,医学人文学科研究的相关机构也有了一定发展,这些举措表明国内学者对医学人文学的学科建设已有了共识。

一般认为,一个学科的建立有三个标志,即在大学中设立教席、建立独立的学术团体以及拥有自己的专业期刊。在 1970 年代以后,随着生命伦理学的兴起,生命伦理与医学伦理的学科得到迅速发展,在医学人文学科群中占据了突出地位。因此,有学者指出,在 20 世纪上半叶,欧美各国主要是通过医学史课程来培养医学生对医学中人文价值的认识,而在 20 世纪下半叶,医学伦理取代了医学史,成为医学生认识和分析当代医学危机的工具[2]。实际上,面对当代医学和卫生保健中日益增多的人的价值问题,人们认识到解释和解决这些问题需要更宽阔的视野。

虽然医学人文学的概念已为学界所接受,然而,关于医学人文学的学科性质、研究领域、学术方式等却有着不同的理解。医学人文学这个词具有多重含义,有人仅仅将之视为医学伦理学的同义词,或将其作为人际沟通技巧、行为科学的一部分,也有人提出医学人文学实质上是一种人文的医学。著名生命伦理学家佩利格里诺(E. D. Pellegrino)则从医生素质的构成上来阐述他所理解的医学人文学,他认为作为医学基础的人文学科包括文学、哲学、历史、艺术、音乐、法律、经济、政治学、神学和人类学等。这些人文学科在医学中具有正当合理的位置,它不应只是一种绅士的品质,不是作为医疗技艺彬彬有礼的装饰,也不是为了显示医生的教养,而是临床医生在做出谨慎和正确决策中应必备的基本素质,如同作为医学基础的科学知识和技能一样[3]。

佩利格里诺的概念实际上涉及医学人文学的性质问题,即医学人文学与医学科学的关系问题。一种看法是医学人文学可"软化"医学科学的"硬核",强调医生对病人的理解与关怀,但并未在本质上改变医学实践。这种"医学人文"实质上等同于过去所谓"医疗的艺术",一般被看做医学科学的平衡力量,形成与医学科学的互补。另一种观点认为医学人文学是将人放在医学的中心位置,来重建医学的框架。它提出医学需要哲学上的根本转变,跨越传统的边界,使临床医学不仅基于科学的观察和实验室的数据,也应基于理解和减轻病人痛苦所形成的经验。这种观点期望将病痛的经验、病人的观点带入医学解释的模式。因此,医学人文学应是医学整体的一部分。医学的艺术只是使医生人性化,而医学人文学则是要使医学人性化。

其实,当代医学发展和医疗卫生服务所面临的难题,的确不是哪一门学科所能单独解释和解决的,需要多学科的综合研究和跨学科的交流。医学人文学科作为一个由多学科交叉、综合形成的学科群,正是旨在确保医学技术和医疗卫生服务的正当、公正与公平,促进社会和谐与协调发展。2005 年,英国医学人文学会举行会议,主题就是"医学与人文学:走向交叉学科的实践"。组织这次会议提出的目标是:推进医学人文学在临床实践中的价值讨论;关注医学与人文学科交叉研究;创造一个不同专业背景交流思想和经验的场景[4]。

当然,医学人文学科沿着这条道路发展也有其潜在的风险。作为由多学科组成的交叉学科群,需要找到适应于交叉学科研究和教学的理论与方法。交叉学科的名称容易取,但实行起来有难度,有些交叉学科实际上是多学科的集合,学科间的联系不强,甚至是各自独立的话语,缺乏跨学科的对话。医学人文学需要的是真正成为一门供各分支学科之间有机联系的交叉学科,使之能进行跨学科的交流。

医学人文教育发展的早期阶段,美国出现了两个全国性的研究机构:健康与人类价值学会下属的医学中的人类价值研究所和伦理与生命科学研究中心(也称为海斯汀斯中心,The Hastings Center)。健康与人类价值学会在美国医学院校的医学人文教育中扮演着重要的角色。健康与人类价值学会是第一个聚集了全国范围内关注医学职业教育中人类价值维度的教师的组织,它采取多种方式以促进医学中人类价值教育的发展:促进来自不同领域的学者之间的沟通与合作;致力于发展与医学相关的人类价值教育中具有学术性和批评性的知识、概念和项目。

早在健康与人类价值学会于 1969 年正式成立之前,多个学术团体已经开始行动。比如,20 世纪 60 年代初期,一些医学院校的教师和管理者、医学院校中的牧师和相关专业人士已经开始就医学中的人类价值教育召开会议。在他们当中,校园牧师尤其活跃,他们力图拓展医学教育,并使其更加人文化。他们期望运用行为科学和人文学(包括宗教),并在人类价值的旗帜下促使医学更加人性化。在长老会和卫理公会的教育办公室的支持下,1961 年和 1962 年召开了两次全国性的会议,使得医学教育工作者和校园牧师走到了一起。这些活动为医学教育播下了人类价值的种子,并最终促成了健康与人类价值学会的成立。为了在医学教育中加入人文与社会科学的内容,美国的一些医学院在 20 世纪 60 年代末 70 年代初已经创设了一批实验性的项目,培养能够将人文和社会科学运用于医学教育与实践的未来教育工作者,为有兴趣的来自于人文和医学领域的教师和学生提供互补学习的机会。人文学者和医学领域的学者之间的交流各自为对方提供了丰富的经验。具有医学背景的学员,往往希望学习特定人文学科的方法和内容,他们大多选择伦理学、哲学、文学、宗教、社会科学和行为科学。另外一方的人文学者则希望获得临床的机会,甚至参与一些临床决策。

1969 年,卡拉汉(Daniel Callahan)和盖林(Wilard Gaylin)在纽约创办"社会、伦理和生命科学研究所"(海斯汀斯中心)。该研究所自成立以来,一直致力于揭示由生物学、医学和行为科学发展而引发的伦理和价值问题。目前,海斯汀斯中心已经成为全球知名的生命伦理学教育与研究机构,中心探讨的生命伦理学议题,包括死亡与濒死问题、人口控制问题、基因工程和遗传咨询、行为科学、卫生政策和职业伦理等广泛的领域。海斯汀斯中心还致力于研究日常生活中持久的人文价值,并寻求一种科学与人文之间的良好关系。例如,该中心开展的"应用人文学与公共政策"计划旨在探询人文学如何才能有效地应对公众与社会关注的紧迫问题,以及怎样在具体领域中开展"应用人文学"。该项研究的成果对 20 世纪 80 年代美国医疗职业协会的政策产生了积极影响。美国医学院协会刊发了《医生普通专业教育和医预科教育专门委员会报告——21 世纪的医生》(Report of the Panel on the General Professional Education of the Physician and College Preparation for Medicine. Physicians for the Twenty-First Century),报告强调了在医学院和住院医师训练阶段连续性进行医学伦理学教育的重要性。1985 年,美国内科医学委员会出版了《内科医生人文素质的认识与评价指南》(A Guide to Awareness and Evaluation of Humanistic Qualities in the Internist),指南要求住院医生达到较高的人文修养标准。从那时起,内科住院医生培养计划就包含了培养住院医生人文品质的内容。在医疗实践中体现人性维度已经成为教育计划的必须内容,在这类训练中,人文教育是最有潜力的,也是被全美医学教育工作者广泛接受的。

在我国,自 20 世纪 80 年代以来,医学人文学科的教学和研究在各医学院校陆续开展起来。从引入生物-心理-社会医学模式到医学目的的讨论,从引入生命伦理学的介绍到医学跨文化的研究,研究者们从传统的人文学科,如医学史、医学哲学和医学伦理学扩大到跨学科的文化研究,如医学传播研究、医学的后殖民化研究、医学人类学研究、同性恋研究等,通过多维度地审视医疗保健实践、卫生服务制度以及卫生政策的制定来探讨医学的本质与价值。20 世纪 90 年代,国内的一些学者开始注意到了建设医学人文学科学术共同体的必要性,在南京和大连分别召开过医学人文学学术研讨会,《医学与哲学》等杂志上也不断有呼吁和讨论医学人文学科建设的文章。医学人文学科研究的相关机构也有了可喜的发展:一是传统的医学人文学科研究机构突破原来单一学科的研究局限,开展了跨学科工作;二是部分院校成立了专门的医学人文教学与研究机构。这些举措表明国内学者对医学人文学科学术共同体的建设已有了共识,学科的建制化稳步发展。

不过,我们也应当清醒地认识到,学术共同体的建设需要一个较长的磨合过程。由于来自不同领域的学者有着各自的学术背景,大多数学者仍基于传统学科的模式,在如何打通医学人文学科各学科间的壁垒、如何实施跨学科研究、如何进行跨学科沟通、如何开展跨学科批评等诸多问题上,还存在着大量的问题有待解决。医学人文学科是否能逐渐形成一个学术共同体,一方面需要勇气,突破原来学科的束缚,以开放的心态主动与相关学科融合,拓展研究领域;另一方面还需要以宽容的态度欢迎其他学科向本学科延伸,在这种相互交会中探寻新的学术生长点,推进学术共同体的发展。

三、医学人文的领域

由上可见,医学人文是一个宽泛、繁复的领域,牵涉到人类健康事业的方方面面。尽管如此,我们还是可以大致将其划分为医学人文学科、诊疗艺术和医学人文运动三大类,分述如下。

1. 医学人文学科

从医学教育的角度来看,医学人文学是医学院校为培养高素质医学人才而开设的一系列人文和社会科学课程。因此,更准确地讲,应称为医学人文与社会科学。从研究的角度看,医学人文学可以被认为是关注医学(或卫生保健)问题和兴趣的人文和社会科学研究,或者是与医学人员生活和工作相关的人文研究。通常所说的医学人文学科和社会科学包括:医学史、医学伦理学、医学哲学、医学文学、医学美学、医学心理学、医学社会学、医学人类学、医学法学等。

医学史使学生对医学的认识有一个历史的、全局的、发展的观点。历史的观点有助于学生分析医学的本质和价值,全局的观点有助于学生理解医学的现状,发展的观点有助于学生把握医学未来的发展趋势,从而增强医学生的使命感。医学史为学生提供一幅人类医疗卫生保健活动的丰富、生动的画卷,使学生能从多维度审视现代医学和卫生保健制度。医学史既重视现代医学技术和卫生保健事业的社会价值,又强调了对医疗保健活动中的主流文化保持一种批评的态度,通过探讨医学中科学精神与人文关怀之间的互动关系,从而使学生更全面地理解医学、理解医学模式转变的重要意义。

医学哲学帮助学生掌握科学的自然观、技术观与方法论,以培养辩证的思维能力。医学哲学探讨人和自然的关系及可持续发展的理论内涵、科学技术的本质和内在发展机制、科学技术的社会价值观及其与社会的互动、科学研究的感性和理性认识方法以及系统方法和创造性思维、医学模式的演变及对人体和疾病的辩证认识、临床思维等基本原理,阐释哲学思想对医学理论形成和完善的影响以及带来的弊端。

医学伦理学旨在培养医学生和医务人员的伦理意识,使他们能更全面、深刻地理解医学是道德的职业这一特性,能够在尊重生命、尊重人的层面认识医学科学和医学职业,从而能够以哲学的视角或更高的层次去认识和理解医学科学及医学职业的现状,把握其发展趋势,并最终将医学道德理念贯彻于医学实践之中。

医学法律介绍医疗行为与医疗法律关系,医疗纠纷与医疗事故,患者的权利,医疗机构和医务人员的义务,医疗纠纷的技术鉴定制度,医疗事故的相关证据,医疗纠纷的赔偿,医疗纠纷的法律责任,医疗纠纷的救济途径和医疗过失保险等内容。重点针对当前日趋紧张的医患关系列出了医务人员应掌握的基本自我保护程序与方法,更重要的是增强学生的法律意识,避免工作中的违法行为。

医学心理学通过心理素质及沟通能力的培养课程,使医学生在以后的临床科研工作中能自觉地按照新的生物-心理-社会医学模式去思考与处理问题,恰当地运用心理学的知识、技能和良好的沟通能力,处理好各方面关系,更好地完成本职工作。同时让医学生学会调整心理状态,能够以积极乐观的态度面对生活和工作中的挫折。

医学社会学可培养医学生认识医学的本质、医学的历史变革,熟悉 20 世纪医学的时代特征及其结构体系,理解医学事业的社会功能和运行机制,医学活动的特点、趋势和发展战略,科研人员的基本素质及培养途径,增强医学生的科学意识,使他们深刻认识到增强综合性医学人文素质的必要性和迫切性,努力提高养成医学人文素质的自觉性和积极性。

医学人类学探讨了医学、疾病、病痛等概念,通过医学人类学的主要来源、医学人类学的发展历程、病患与医疗的介绍,促使学生以一个全新的视角重新认识医学的诊断、治疗和医患关系的变化,使学生能深入地思考医疗中技术的过度使用和人性的缺失,培养学生的人本观。

此外,还有其他一些相关的医学人文和社会科学分支,如医学美学、医学文学以及叙事医学等,由于篇幅所限,在此不一一列举,有些问题将在本书的相关部分做更详细的讨论。

2. 诊疗艺术

尽管医学科学技术(science and technology of medicine)日新月异,但诊疗艺术

（art of healing）——有人情味的或有人文情怀的医疗保健，依然是临床医学领域里不可或缺的。今天医学上的真正危机是医生和病人之间和谐关系的缺失，即信任危机，而信任危机的产生与现代医学忽略了自己的优秀传统——诊疗艺术密切相关。

所谓诊疗艺术，是指医生应用自然治愈力（如人体的自身免疫力）、科学治愈力（诊断治疗技术、药物、手术等）和医生个人治愈力（对医生的信赖、医生的精神或心理安抚）的综合能力。诊疗艺术在本质上是医生医治病人的能力。这种能力实际上又至少包含三个方面，即专门的知识与技术、良好的判断力和自信心，以及对待病人的诚挚态度与良好的沟通能力。此三方面缺一不可。在临床诊疗活动中，医学知识与技术无疑是一个必要条件，但并非充分条件。作为一个明智的医生，仅仅有医学知识与技术是不够的，还需要有良好的判断力、自信心以及良好的职业道德。古人云：业医者，志必诚，术必良，人必君子。

在传统的医疗实践中，无论东西方，医生们都非常重视诊疗艺术（传统医学里也称为医术）的价值。中医经典《黄帝内经》中将医术与医德密切联系在一起，提出医生诊病的五大过错，"皆受术不通，人事不明也"。因此强调医生治病，必须具备精湛的医术，如知天地阴阳、四时经络、五脏六腑、雌雄表里、刺针砭石、毒药所主、从容人事等。南齐·褚澄认为："用药如用兵，用医如用将。善用兵者，徒有车之功；善用药者，姜有桂之效。知其才智，以军付之，用将之道也。知其方伎，以生付之，用医之道也。世无难治之疾，有不善治之医，药无难代之品，有不善代之人。"（《褚氏遗书·除疾》）因此，业医诊病须具备精湛之技艺。唐代名医孙思邈在《千金翼方·序》中强调了诊疗艺术对于医生的重要价值，指出扁鹊、张机、华佗之所以为后世医生所称颂，"斯皆方轨叠迹，思韫入神之妙，极变探幽，精超绝代之巧。"明代医生孙志宏认为："古之良医，不敢逞臆见而务博学，又不敢泥俗谛而求诸阅历，又不执一二证而求圆变无穷之悟。至老手不释卷，虚习常广咨询，诚以人命为重，自存德行也。"[5]近代名医丁福保从人格、技术、品位及德望四个方面，提出医师应遵从的十项道德要求，也是将医术与医德贯穿一体，他指出："医师之职业，自根柢上、学术上论之，均为一致密之职业。虽一事一物不可仓促为之。由精而细，由细而密，由密而微，方足以尽医术之能事。……为医师者若粗漏轻率，或诊断误缪，或施药失当，非但不能治愈疾病，反使其增剧，医师之信用，医术之尊严，其有不因之坠落者几希！"[6]宋国宾在《医业伦理学》中论及"医者之五力才能"时强调："判断力须正确，以免见解乖异，诊断谬误，犹须坚强，以免盲信新药，莫辨良否。审慎力所以审查事理，慎其所措，而免浮躁虚张疏忽无恒诸病。有观察力则能见人之所不及见,闻人之所不及闻,又能上溯病源,实施根本治疗。推想力能解释一切不明了之病理,而为新发明之工具。记忆力所以保存既习之学术,既得之经验,并可以明白病者之经过而得其信仰。"

从古希腊的希波克拉底(Hippocrates)到 20 世纪初的奥斯勒(W. Osler),西方医学传统也十分强调医术的人文价值。在古希腊,医学被看成一门解除病人痛苦或者至少是减轻病人痛苦的艺术。希波克拉底认为:"医术是一切技术中最美好、最高尚的。但是,一方面由于若干行医者缺乏经验,另一方面,由于对医生的评价肤浅,以至于常常把医术放在其他技术之下。"因此,希氏学派非常重视医师的职业精神修养,在《论医师》(On the Physician)中希氏论述了医生的职业精神,即医师应时刻保持整洁、具有诚实、冷静及严肃的态度;此外,还规定了诊疗室的布置、器械的摆放、如何检查病人的具体方法,甚至医师指甲的长度亦有明确规定[7]。

应当注意的是,在相当长的时期里,医生的临床诊疗主要依赖于经验,由于缺乏明确有效的诊断与治疗,往往会出现"最出名的临床学家和最无知的庸医周围都有不少的学生和忠实的信徒,而且这两类决然不同的人物在社会上都能获得显赫的地位"[8]的尴尬局面。由此,人们往往将医生的行为与态度作为判别医生医术优劣的重要标准。直至 19 世纪末 20 世纪初,医学家依然重视医生良好临床行为与态度的养成。例如,当时美国四大名医之一的奥斯勒在宾夕法尼亚大学医学院的毕业典礼上发表的那篇著名演讲"论淡定"(equanimities)中,他敦促毕业生们应当培育两种品质或美德。首先是医生必须沉着、冷静,即使面对复杂、危重的病情,医生的"身体语言"依然表现出镇定自若,当然这种沉着、冷静与丰富的经验和深入了解疾病的各个方面是紧密关联的。医生只有具备了这种品德,面对突发事件才不会扰乱心理平衡,冷静地确定医疗救治的适宜策略。不过,淡定这种宝贵品德容易被误解为麻木,所谓淡定是医生在进行冷静的判断,临危不乱的选择,是一种对病人充满责任感的积极心态,并由此凭借敏锐的洞察力做出最适合的临床决策;而冷漠或麻木则是一种对病人、对病情进程不甚关心的消极心态,即便外在表现为和颜悦色。因此,强调医学人文教育和临床医患沟通技能,若只重视工具层面的医患沟通、医学法规和伦理准则,而忽视价值层面的真正从患者利益出发,就并非真正的人文关怀。

诊疗艺术与医术(art of medicine)基本上是同一涵义的两个词汇,其核心体现的是医生的智慧。聪明的医生知道病人的医治什么是至关重要的,他有良好的判断力,并且使得病人相信他的判断。美国医学家刘易斯·托马斯(Lewis Thomas,1913—1993)在谈及他父亲一代行医的经验时指出,上千年来安慰剂的效力和宗教仪式中符咒的效力相同,尽管聪明的医生们并不相信这些"药品"的作用,但是他们还会使用,因为病人期待着这些药物。实际上,即便是患有严重疾病的病人,的确也能痊愈,至少部分人能痊愈。大多数疾病可能使部分人死去,而放过另一些人。如果运气好,而且身旁有一个坚定又有见识的大夫,你就会相信是那位大夫救活了你[9],但作为一个医生却应当有清醒的认识。即使在医学科学和技术迅速发展的今天,医生依然应心存敬畏和保持谦逊,寻求弥合医学的科学与艺术之间的鸿沟。强调诊疗艺术并不意味着忽视现代科学的进步,而是强调医生作为一个敏感的、人性化的治疗者,以最有效、最快捷、最便宜的方式为病人解决大部分基本医疗问题。

在西方医学传统里,诊疗艺术还有另外一个涵义,即艺术治疗(the arts as therapy,即将艺术作为一种治疗方法),是指将音乐、绘画或写作作为一种治疗方法或手段。不过,这类治疗有其自身的传统和哲学思想,已成为一类临床医疗的专门学问,已超出本文的论述范围。此外,当代诊疗艺术还有新的拓展:将诊疗艺术延伸为健康中的艺术,即在社区、医院、诊所、康复机构中发挥健康促进的作用。例如,美国华盛顿大学医学中心医学艺术项目负责人认为,人们已认识到医院的高技术仪器设备可引起病人的焦虑,如果一家医院如同一架冰冷的钢铁机器工厂,没有人的舒适感,就会影响病人的情绪和应激状态,影响到病人的康复。为此,美国有一个专门的医院艺术基金会(Foundation for Hospital Art),自 20 世纪 80 年代就开始推广医院艺术计划,以改变医院的形象与色彩。迄今,这个基金会已向 194 个国家的 3000 多家医疗机构捐赠 36 000 多幅绘画,其中许多是病人自己的绘画作品[10]。

3. 作为社会运动的医学人文:病人权利

医疗保健服务是民生问题,社会的公民获得医疗保健是一项基本民权,已载入联合国人权公约和许多国家的法律。在西方,政党的竞选纲领中都不可缺少卫生福利政策,在我国目前的卫生保健体制改革亦作为建设和谐社会的重要标志。

病人的权利自 18 世纪倡导"天赋人权"开始,尊重病人的权利是医学从"家长制"中解脱出来的一个标志。20 世纪 60 年代"病人权利"运动得以迅速发展。其主要原因有两点:一是对第二次世界大战期间纳粹医生将非道德人体实验的深刻反省,特别强调了受试者的权利和知情同意的重要性;二是在消费者权利、妇女权利、黑人权利等一系列人权运动的推动下,病人对医生将注意力从病人转移到现代仪器的诊断结果感到不满。新技术对医生的行为和医患关系产生了深刻的影响。不断更新的诊疗技术导致了医生花费更多的时间在实验室,而不是在病人床边聆听病人的陈述和与病人交谈。医生更加关注躯体问题而忽视病人的情感。此外，还有医学发展本身未料到的后果：医源性和药源性疾病的增加。美国有报道，有30%~40%的手术是不该做的。英国的研究表明确实有效的药物只占15%[11]。盲目地依靠诊断仪器数据而不全面询问、检查病人也导致了临床误诊率的上升。由此可见，临床医学强调广泛而昂贵的治疗虽然挽救了某些危重病人的生命，延缓了死亡的进程，但并不能从根本上解决健康问题。随着时间的推移，人们日益认识到，单纯无条件地依靠医疗技术来保护和延长生命是有欠缺的，这种脱离了病人的疾病治疗，将病人视为"肉体物质"或"生命机器"的倾向，可能导致医疗保健的畸形发展，给病人和社会带来沉重的负担。

鉴于上述问题，一方面，20世纪70年代在西方国家出现的病人权利运动、自我保健运动、自然疗法运动、整体医学运动，以及70年代后期生物-心理-社会医学模式的提出，都充分地显示出医学已开始从在生物学因素方面探寻疾病的原因和治疗的倾向，向立体化、网络化、多维度地审视健康和疾病问题转变。与此同时，随着生命科学研究的深入，人们更加清楚地认识到生物机械论的局限性和人的整体有机联系，更加强调医学的目的是以人为本，医学不仅只是对疾病的治疗（cure），而且更需要对病人的关怀和照料（care）。

另一方面，在后现代思潮的影响下，人们对医生的权威作用、医院的中心地位以及卫生保健制度和医疗服务体系也进行了反思，甚至对医生在医疗保健中的作用也提出了怀疑：医务人员究竟承担多少对病人的责任？在制药工业和医疗器械巨大利益的诱惑下，医务人员还会将病人的利益放在首位吗？由此，在西方国家出现了病人权利的运动，制定了《病人权利法》，以维护病人的权利。根据1981年世界医学联盟在里斯本所发表的病人权利宣言（*Declaration of Lisbon on the Rights of the Patient*），病人的权利包括：获得良好质量医疗照护的权利；自由选择医疗方式的权利；自主决定的权利；获得信息的权利；诊疗秘密被保守的权利；获得健康教育的权利；保有个人尊严的权利；以及获得宗教协助的权利。病人权利最重要的观念是病人的生命为病人所有，病人有权利为自己的生命做最好的安排，社会应尊重并协助病人完成他（她）的选择，因此，从狭义观点来看，病人自主权就是病人的基本权利，从病人自主权可衍生出病人应有知情同意的权利。从广义观点来看，社会应保障以下病人的权利：医疗平等权、安全权、选择权、隐私权、求偿权、医疗文件收取权、医疗拒绝权、医疗尊严权。除此之外，美国社会学家帕森斯（Talcatt Parsons）从社会学角度提出病人的两种权利，即病人有免除原先社会角色的权利与免于因病被责难的权利；而社会负有协助其恢复健康的义务，尤其医疗工作人员更应以恢复病人健康为职责。病人权利运动成为医学人文学科发展的社会文化基础。

四、医学人文学科的特性

医学人文作为一个以问题为导向的领域,所关注的问题是多维度的。从 2005 年在伦敦召开国际医学人文学科会议与会者的名单上看,出席者有来自世界各国的医生、护士、医学教育专家、医科学生、临终关怀工作者、艺术治疗师、物理治疗师、社会学家、文学理论家、伦理学家、历史学家、哲学家、音乐家、诗人、摄影师、电影制片人、慈善组织和病人的代表,充分显示了医学人文的多重特性。

1. 多学科、交叉学科与跨学科

若我们把医学人文学科看作为一个学科群,究竟囊括哪些学科也是众说纷纭,莫衷一是,也无必然的逻辑关系,其呈现的是多学科、交叉学科与跨学科的特性。所谓多学科(multidisciplinarity)特性,即来自多个学科的学者对同一问题进行研究,试图在各自学科框架内理解、解释此问题,并不强调各个学科间的合作或者达成共识,确立共同的概念。有学者指出,所谓多学科模型类似智囊团,其目标是解决一个迫切的问题,而非拓展学科视野。例如,卫生改革中资源分配的公平问题,医学伦理学、卫生经济学、医学社会学等都可提出自己的意见和策略。从多学科的视角看医学人文学的发展,最基本的要求是不同学科之间的宽容和合作。医学人文学科的各学科都有自己的传统与主要关涉,各个学者也可能兴趣迥异。对医学技术和卫生保健中问题的多学科解释和理解有时会显现出矛盾,对同一问题不同学科的理解方式也可能不同。所谓理解方式,即人们在试图对某种现象获得某种理解时关注方面不同,所处理的方式亦可不同。例如,当我们讨论器官移植问题时,医史学家关注的是这种观念和技术是如何形成与如何演化的,而伦理学家则关注这种技术的应用是否合乎人们的价值观,但无论是医学史家还是伦理学家,都是通过器官移植来探讨人类观念和社会文化的影响。多学科可拓宽和深化我们对这一问题的理解,即所谓"解释的越多,理解的越好"。

医学人文学不是一个单一的研究领域,而是引入现有的学科,如伦理学、哲学、文学和历史等对医学进行批评性反思的多学科活动。这并不否认医学人文学的各专门学科的学术价值,例如医学史是相当成熟的一个研究领域,医学伦理学也有其理论体系和研究范式,医学哲学关注概念的辨析与反思等,这些学科的研究依然有它们自己的关注点和亚分科研究。医学人文学科试图将人文学科的观点与研究方法应用于解释和解决医学所面临的问题,研究方法和进路可以是多种多样的。如对某种疾病的历史演化研究与对医疗诊断逻辑的哲学研究是完全不同的。前者需要厘清该病的起源、发生发展过程、治疗与预防措施的实施及效果等多方面的文献和数据,给出其演化路径及影响因素,以阐明某种疾病对人类社会的影响。后者则是探索医学的认识论、形而上学和方法学问题。当然,医学哲学研究的范围更为广阔,即不仅对传统医学固有的哲学问题进行反思,而且也对所有的医学科学、医疗实践和医学人文的问题进行反思。

交叉学科或跨学科研究(transdisciplinarity),则是期冀突破学科传统规范的樊篱以取得更有启发性的成果。当代医学与卫生保健领域存在的大量复杂性问题,远非某个单一学科能完满解释和解决的,而需要对这些复杂重要问题进行更加广泛、深入的研究。例如,器官移植、生殖技术等高新医疗技术应用以及艾滋病防控等引发的社会、伦理和法律问题,都需要不同学科的共同努力来确立解释策略与解决路径,需要医学科学家与人文社会科学工作者的合作。因此,一些新的学科如生命伦理学,医学、科技与社会(medicine,techonology and society)、医学文化人类学等成为来自不同领域学者(如分子生物学、遗传学、神经科学、人类学、历史学、哲学、伦理学、社会学或女性研究)的共同舞台。不过,从事交叉学科或跨学科研究的一个必要前提是学者们必须掌握所跨学科的基本知识,能理解其他学科的话语体系,能进行有效的交流与批评。

实际上,我们在此讨论的"医学人文学"的概念已超越了"医学"和"人文学"本身的含义,前者通常使用的医学概念更宽泛,包括了各类卫生保健活动,后者也比通常使用的人文学概念更宽泛,包括了艺术和部分社会科学学科。因此,医学人文学也可看成是一门交叉学科和一项跨学科研究领域。

2. 多层面与多维度

医学人文所涉及的问题是多层面的,既包含观念与价值层面,制度与政策层面,也关联机构层面以及个体层面。从观念层面看,医学人文学期望在医学高新技术不断涌现、医疗卫生服务不断广大,人们保健需求日益增多的情况下,确立新的健康观、疾病观、生命观、死亡观。此外,医学人文学直指医学的本质与价值问题,即医学究竟是什么?是科学?是自然科学还是社会科学?是技艺?是职业?是公益事业?医学的目的是什么?谈到价值,我们首先意识到的就是伦理价值,但伦理只是价值的一个方面,在现代医学或卫生保健事业中,还有其他方面的价值,如社会价值、政治价值、精神价值、美学价值、认知价值、性别价值等,尽管它们也都与医学相关,但尚未受到足够的关注与深入的研究。

在制度与政策层面,医学人文学既具有建设性作用也承担着批评性功能。医学人文学科可为卫生改革提供文化阐释、价值导向与政策辩护。卫生保健体系的改革是世界各国所面临的艰巨任务,其涉及保险体系、卫生服务体系、医院管理体系诸方面,但遗憾的是,迄今尚无一个国家取得令人满意的效果:病人抱怨看病难、看病贵、服务差;医生抱怨风险大、付出多,待遇低;政府部门抱怨费用高、效益低、治理难。我国的卫生改革设计广泛地采用了经济学分析方法,然而,历史已经证明,仅仅关注技术性问题而忽视价值问题必将导致任何改革的失败,因为任何卫生改革的政策与法规都不可避免地涉及基本的政治和道德哲学的基础,例如国际社会在讨论千年发展目标时,首要关注的是全球公平性问题。医学人文学科应在卫生体系改革中发挥重要的作用,参与卫生政策的伦理学论证,分析认识卫生体系改革的政治、文化与历史环境,并对改革过程中出现的问题提出批评与建议。

在机构层面,医学人文学科可为医院、医学院及其他医疗卫生机构的人文环境、制度建设与精神文明提供思想资源与理论支撑。无论是职业团体还是学校医院,人文传统是其维系与发展的内核。已近百年的中华医学会在其创建之初,就确定了"巩固医家友谊,尊重医德医权,普及医学卫生,联络华洋医界"的学会宗旨,其后不久又翻译推介了美国医学会杂志的《医家伦理纲要》,为医学团体奠定了稳固的职业伦理基础。近百年来,中国医学界始终坚守其伦理准则,坚持以病人利益第一,赢得了社会的尊重。当代医学界面临着既要有效地利用高新技术来解决疾病的诊治问题,又要合理地控制医疗费用,还要人道地提供病人满意的医疗服务等多重问题。国际医学界于2002年发表"新千年医师职业精神:医师宣言",呼吁建构新的职业价值、塑造符合时代发展潮流的职业精神。2012年,中国医师协会也发表了《中国医师宣言》,呼吁"作为健康的守护者,医师应遵循病人利益至上的基本原则,弘扬人道主义的职业精神,恪守预防为主和救死扶伤的社会责任。应以人为本、敬畏生命、善待病人,自觉维护医学职业的真诚、高尚与荣耀,努力担当社会赋予的增进人类健康的崇高职责。"此外,无论是医疗服务机构还是医学研究单位或是医学院校,在开展高新技术诊疗研究或涉及人体实验的基础研究方面都面临复杂的社会、伦理、法律甚至文化认同问题,需要建立伦理委员会或伦理审查委员会来处理此类问题,而伦理委员会的设置、审查工作以及后续阐释都依赖于医学人文学科的理论基础、伦理原则以及具体的行动指南。

在个人层面,医学人文学科有助于医务人员道德情操的培养、精神境界的提升;有助于医务人员深刻体会"健康所系,性命相托"的庄严使命;有助于医务人员切实明了"医乃仁术"、"患者利益第一"的职业价值。毋庸讳言,在当代社会,各种利益的纠缠使得医务人员在医疗卫生工作中面临多重选择和道德风险,如何处理好医患关系,如何处理好探求新知与病人安全的关系,如何处理好利与义的关系等,都是医务人员日常工作中最常见、最切实需要解决的问题。一般谈及医务人员的道德情操培养、精神境界的提升,人们往往注意到的是那些白求恩式的先进模范典型,是"毫不利己、专门利人"、"全心全意为人民服务"的精神;实际上,我们提倡道德情操培养、精神境界的提升,更应当关注日常医疗活动中一般医务人员行为准则的落实,即将对病人的尊重和对病人安全的重视落实到临床诊疗行为中,意识到这种关切本身就是临床诊疗的一部分,这将对病人的康复发挥积极作用。这是建立在对医学的人文价值有深刻理解基础上的,是出自于医务人员内心的,是符合当代生物-心理-社会医学模式的。

3. 理论与实践的密切联系

医学人文学科并非只是书斋里的一种闲情雅致,或者只是钻研故纸堆的无用之学,也非只是概念辨析的一种智力游戏;医学人文学科直面的是当代医患关系的复杂纠缠,直面的是日常医学活动中利益与价值的激烈冲突,直面的是重症监护室里生死抉择时医生与病人家属的两难困境。医学人文学科是理论与实践密切关联的探究。

当下医疗保健中呈现的诸多矛盾需要进行理论上的探索。新技术、新问题要求有新制度、新观念与之相适应,否则就会导致社会多方面的问题。应当承认医学有着自身的限度,俗话所说"医学治得了病,但救不了命"就是这个道理。但遗憾的是,在医学技术飞速发展的影响下,人们似乎忘记了这一点。当代医疗卫生领域的危机是现代化进程的危机,部分原因来自于人们将科学视为世俗的宗教,热切地期待科学的奇迹,期待医学技术最终能解除人类所有的病痛,呈现给人类社会一个健康、长寿的世界。现代医学的许诺实际上提出了一个悖论——虽然所有的人都终有一死,但健康长寿始终是医学的追求。或许我们忽视了衰老过程,它使得我们要保持长期、确定的干预作用是不可能的。理想的健康应当是直到死亡前很短的时间,都能保持良好的躯体和精神状态,但实际上长寿很可能因退行性疾病和精神损伤而造成人体更长期的不适,人们将如何消除这一悖论呢? 或许,这些只不过是"健康的幻影",生命的过程性决定了每个人必将由健康走向衰弱并最终死亡,我们需要的是以恰当的心态来面对死亡,否则人们担忧的那种将最后的时光花费在昂贵的生命维持机器上,还要承担经济上破产的风险的双重失败将不可避免。

当人类的期望寿命在 30 岁左右时,减少死亡最为关键,但当人类的期望寿命达到 80 岁左右时,最为需要的是如何面对死亡和如何走向死亡。中国传统讲究考寿终,也有叫寿终正寝,但现在好像不提这个概念了。即便已是高寿,最后也被认为是因病治疗抢救无效。例如,季羡林先生、钱学森先生的去世,就可看作寿终正寝。我们从电视中可以看得到,两位老先生随着年龄的增加,身体越来越虚弱,就是身体之轻,生命之轻,最后如同刘易斯·托马斯所说:"生命随风而去"。随风而逝,不必悲伤。中国传统讲"红白喜事",到了一定高龄去世就不是坏事了。现在好像不提倡这个概念了,都要在那里忙忙叨叨地抢救,最后都是抢救无效。实际上,死亡和生命同样是一个过程,是生命过程的一部分,我们不能把死亡看作是一个坏的东西。这在于我们如何正确地认识死亡,这也牵扯到许多疾病的治疗,有些疾病是难以治愈的,有时也是不需要治愈的,只能减轻痛苦。因此,我们不能将死亡笼统地看成是医学的无助或病人的无奈,这需要人们(无论是病人还是医务人员)有一个全新的生命观与死亡观。这既是牵涉到宗教观念、哲学思想、文化传统的理论问题,又是临床医疗实践中迫切需要解决的实际问题。

参 考 文 献

[1] Proctor. RE. Defining the Humanities. Indianapolis: Indiana University Press,1998: XXIII.

[2] Jackson M. Back to the Future: History and Humanism in Medical Education. Medical Education,2002,36: 506-507.

[3] Pellegrino ED. Humanism and the physician. Knoxville: University of Tennesee Press. 1979.

[4] Evans HM, Macnaughton J. Should medical humanities be a multidisciplinary or an interdisciplinary study? Medical Humanities,2004,30(1):1-4.

[5] [明] 孙志宏撰,余赢鳌等点校. 简明医毂. 北京:人民卫生出版社,1984:7.

[6] 丁福保. 医师之十德. 中西医学报,1915,9(2).

[7] Rutkow, Ira M. Surgery: An Illustrated History. Mosby-Year Book Incorporated in collaboration with Norman Pub. 1993:24.

[8] 卡斯蒂廖尼. 医学史. 桂林:广西师范大学出版社,2003:501.

[9] 刘易斯·托马斯. 最年轻的科学. 青岛:青岛出版社,1996:12.

[10] http://www.hospitalart.org.

[11] 梁浩材. 社会医学. 第2版. 长沙:湖南科学技术出版社,1999:40.

当我们共同经历疾病、爱、怜悯和救死扶伤的过程时，医学所发挥的特点、价值以及医生的美德总是洋溢其间。有鉴于我们共通的人性、我们对疾病的共同经历以及我们对人际关系的重视，我们对于医学的价值和医生的美德得出了相似的结论也就不足为奇了。

——Tom Murray

第二章　医学人文的传统

一、医疗技术的人文价值

中国历代医学家都十分强调医学的道德价值，认为医生的医术和美德不仅具有同等重要的作用，而且是相互联系、相互影响的。留存在历代丰富的医学文献中关于医疗行善的论述，形成了独具特色的医学价值论。

中国传统医学蕴含着丰富的人文主义精神，在"医乃仁术"的思想指导下，中国古代医生十分重视医疗技术的道德价值。历代医家一直认为施医给药、拯救生命是一种仁德，其本身就负载着道德价值。中国传统医学以整体观为特色，在临床工作中重视病人的生理、心理、社会因素和自然环境对疾病的影响，诊断疾病强调望、闻、问、切四诊合参，治疗中主张医患之间的密切配合，因此，在中医学关于疾病的定义、诊断和治疗措施中都体现了其将病人作为一个整体的人来对待，体现了其关怀病人、尊重病人的道德价值。

中国传统医学也十分重视医生技术与医生品德的统一性。中国传统医学认为精湛的技术和敬业精神是医生美德的体现。历代医家都将精通医理视为实现"仁爱救人"的基本条件，强调医生必须"博极医源，精勤不倦"，"不得道听途说，而言医道已了"。因为生命是最宝贵的,治病救人依靠的是正确的医学知识和技术。中国古代以"十全"作为对医生的评价标准。这种标准不仅是技术性的,也是道德性。古代医学经典《内经》认为:"所以不十全者,精神不专,志意不理,外内相失,故时疑殆。该不知阴阳逆从三理,此治之一失矣。受师不卒,妄作杂术,谬言为道,更名自功,妄用砭石,后遗身咎,此治之二失也。不适贫富贵贱之后,坐之薄厚、形之寒温,不适饮食之宜,不别人之勇怯,不知比类,足以自乱,不足为自明,引治之三失也,诊病不问其始,卒持寸口,何病能中,妄言作名,为粗所穷,此治之四人失也。"[1]可见,中医学认为医疗失误主要是由于医生的不良品德和草率行为所造成的。

在西方,古希腊医学家希波克拉底认为"医术是一切技术中最美和最高尚的"。在希波克拉底时代,医疗技术即赋予了严格的道德价值,如在《希波克拉底誓词》中,要求医生"即使受人请求,我亦不给任何人以毒药,亦不提此议;同此,我亦不给妇女堕胎药。以保持我之行为与职业的纯洁与神圣。"[2]希波克拉底所强调的医术的目的是解除疾病的痛苦,或者至少减轻疾病的痛苦,而不能伤害病人的思想,后来成为西方医学伦理学最基本的原则之一。

从理论上讲,所有医学知识的创造都是为了更好地理解健康与疾病,所有医疗技术的发明都是为了改善与治愈病人的疾病和缓解病人的痛楚,所有的卫生保健制度都是为了给病人提供更好的服务,促进人群的健康。然而,在实践中,这种理想的设计与安排并非都能实现,甚至会出现相反的情况。

医学的目的体现了医疗保健活动的道德价值,医生的品行是实现医学道德价值的基本保证。然而,医学的目的并不等同于从事医疗活动者的目的。两者可能是统一的,但若处理不好两者之间的关系也可能发生冲突,故传统的医学道德十分重视协调两者之间的关系。

一般而言,医生医疗实践的目的与医学的目的之关系包括:其一,医生实践目的与医学目的一致,即医生对病人热忱关怀、精心治疗,应用医学技术解除病人的疾病和痛苦。其二,医生实践目的与医学目的相背离,即不道德的医生为了某种目的实施有害的医疗行为,如纳粹医生利用战俘进行极限状态下的人体实验。其三,医生的实践与医学的目的相矛盾,在临床工作中医生的目的与医学的目的之间时常出现矛盾,如利与义的矛盾、医患关系问题、医疗技术可能带来的伤害等。

在当代医疗实践中,什么是有益于病人的这一问题遇到了极大的挑战,因为"这一原则的困难在于,对于好处的任何具体的排列都依赖于具体的道德感,因而,这一原则无法跨越不同道德共同体而起作用。它的内容总是同一个具体的同意、一种具体的道德观或共同体紧紧连在一起"[3]。例如,医生对身患绝症、痛苦不堪的病人所要求安乐死的实施在道德上是否可以得到辩护? 同样,医生也可以认为自己向一位15岁的少女提供避孕知识和工具是一种有益的行动,因为他认为意外怀孕的后果会更坏,尽管他认为青少年之间的性行为对他们是不好的[3]。在基督教文化传统中,行善原则一般可理解为"你们愿意人怎样待你们,你们也要怎样待人"(《马太福音》第7章12节),与中国儒家道德所主张的"己所不欲,勿施于人"(《论语·卫灵公》)有异曲同工之处。但是,启蒙运动以后,西方社会更加强调尊重个人的自主性,行善原则也被修正为"对别人去做别人认为的好事"。在此,西方医学伦理学家强调尊重病人自主权是首要的、基本的原则,而行善原则是建立在自主原则基础之上的。于是,医生的临床决定必须首先尊重病人的选择,即便这种选择在医生看来并不利于病人的健康或存活。

而中国传统医学伦理则更强调医生"救死扶伤"的义务,挽救生命是第一位的。在儒家文化境遇中,人们崇尚生命价值,而回避死亡。《尚书·洪范》中提出的"五福"和"六极"的观点,充分反映出中国文化中乐生恶死的传统渊源。所谓"五福"即"一曰寿,二曰福,三曰康宁,四曰攸好德,五曰考终命";"六极"为"一曰凶短折,二曰疾,二曰忧,四曰贫,五曰恶,六曰弱。"因此,这种追求健康和生命永存的文化传统中对待安乐死的消极态度是不言而喻的。在此值得提出的是,有学者将儒家提倡的"舍生取义"、"士可杀不可辱"、"宁为玉碎,不作瓦存"的生死观,作为支持安乐死的论据是混淆了论证的前提。儒家的这些观点是以社会政治生活为前提的,而不是讨论个体生老病死情境中的生死观,不能作为儒家赞同安乐死的依据。儒家认为死亡是恶的,因此,助人死亡不被认同为一种善行。而且,由于儒家孝悌观念以及"身体发肤,受之父母,不敢毁损"思想在中国传统文化中已烙下深深的印痕,中国人对安乐死的态度一直保持着相当低调的反应。此外,中国传统医学伦理在尊重病人个人意见的基础上,也充分考虑到病人家属的意见,在某些情况下,病人家属的意见更为重要,因为中国传统社会是以家庭为本位的。家庭和家族是社会生活的核心,以家庭的集体利益为善的取向。这种影响至今可见。例如,中国北方某市医学院一位患病教师临终前立下遗嘱,死后将遗体捐献给学校进行解剖,但其家属反对,最后学校尊重了家属的意见。在诸如如何处置临终病人的医疗问题方面的调查也表明,在中国主张由家属和医生共同决定的人数比例相当高,与西方人强调由患者自身决定形成鲜明对照。

在医疗实践中,行善原则时常与其他的伦理原则发生冲突。中西方医务人员在处理这类临床伦理难题时,也体现出抉择旨趣的差异。例如,医疗行善与对病人讲真话的矛盾。西方医学伦理学家坚持对病人讲真话是一种普遍性的道德要求,因为如果事实被掩盖,病人的自我选择能力将受到影响。而中国传统医学则强调以病人的根本利益为首要考虑,若告知病人实情对病人的治疗和康复不利的话,医生不告知病人实情在伦理学上是可以得到辩护的,因为医疗行善是主要的;反之,若将病人的实情告诉病人则有可能使病人丧失继续治疗的信心,导致不利的后果。在临床实践中,医生还往往将危重和临终病人的病情首先告诉病人家属而不是病人本人,征求病人家属的意见确定治疗方案,这种医生—病人家庭协商的决策模式,也反映出中国传统的家庭中心的伦理观念。

在中国文化传统的境遇中,医疗行善既是作为医生医疗实践的一个核心内容,又是医生实现其个人理想和社会价值的重要途径,是"医儒同道"的恰当写照。在中国医学发展史上,医疗行善的主旨与重视医疗实践的道德价值的中国传统医学模式保持协调一致,与西方医学技术与道德的分离组合表现出明显的差异。尽管医疗行善作为医疗实践的一项最基本原则在中西方都得到普遍认同,但由于文化的差异,中西方在具体的医疗实践中对医疗行善的理解和解释依然存在着不同之处。

二、医学的职业精神

中国古代医学道德具有悠久的传统和独特的价值体系。中国医学史上著名的"医乃仁术"的命题,充分体现了医疗实践的伦理价值。它不仅反映了医学技术是"生生之具、活人之术",而且也表达了中国古代医生的道德信念,即通过行医施药来实现仁爱爱人、济世救人的理想。中国传统医学十分重视医学的伦理价值,"医乃仁术"被普遍信奉为职业伦理原则。然而,尽管历代医家也提出过一些医学伦理准则和规范,但并未形成一个类似于西方医学史上"希波克拉底誓词"那样具有普遍约束力的、公认的誓言和准则。"医乃仁术"的普遍原则更多的是体现在强调医生自身的道德修养和自我规范方面。探讨中西方医学伦理学的这一差异,对于我们理解中西方医学伦理学的不同特征是十分重要的。

1. 古代中国医生的职业化与医学伦理准则的萌芽

与古代希腊医学一样,随着医学职业化的发展,中国古代医学也萌生了职业伦理准则。中国古代"职"意为分内应执掌之事,即职业。《书·周官》有"六卿分职,各率其属",《周礼·天官冢宰第一·大宰》也有"以九职任万民",把职业分为九类。中国在周代(公元前 1065 ~ 公元前 771 年)就有了独立的医学职业和医事制度,将医分为食医、疾医、疡医、兽医四科,并有了评价医生的标准,依据医生的工作成绩来确定其报酬。"岁终则稽其医事,以制其食。十全为上,十失一次之,十失二次之,十失三次之,十失四为下。"春秋战国时期,民间医生开始成为一种社会阶层。职业医生的出现,一方面反映了医学开始摆脱巫术的羁绊,成为一种经验知识和技艺,另一方面又表明,医生的地位从能"绝地通天"的巫降为一般的手艺人。医生的职业化,不仅要求医生处理与病人之间的利害关系,要维护自己的利益,而且还要调节医生之间的关系,因此有了医学道德准则和行为规范的萌芽。而医学学派的出现则成为医学伦理准则形成和发展的基础。

据《汉书·艺文志》记载,春秋战国时期已有医经七家,经方十一家,此外还有房中家、神仙家等。一些名医带有徒弟,如扁鹊有徒弟 9 人,仓公也有宋邑、高期等弟子多人。这样就形成了各有特色的医学学派,这种学派不仅只是学术流派,也是一种职业团体,可谓民间医学社团的萌芽[4]。医学社团的出现对医学伦理道德的发展有着深刻的影响。如战国名医扁鹊提出了"病有六不治"的行医准则,即"骄恣不论于理,一不治也;轻身重财,二不治也;衣食不能适,三不治也;阴阳并,藏气不定,四不治也;形羸不能服药,五不治也;信巫不信医,六不治也"。[5]扁鹊"六不治"的准则阐述了由于病情的复杂性和诊疗方法的局限性,医生在行医过程中应当遵循的原则。实际上这种"六不治"的判断是一种对行为的评价,属于价值判断。因此,"六不治"可以被认为是我国古代医生的一种伦理准则,是对医生职业行为的规范。

2. 病有六不治:中国最早的医学伦理准则

春秋以前,医学知识和医疗技艺的传播严格限于官府,西周在政治、经济、军事、宗教、文化等方面都有专设机构和专设人员,并制定法纪规章,记录汇集成文,由为官者来管理,史称之"学术官守",并由此而造成"学在官府"。这种"古代惟官有学,而民无学"的现象,"其原:一则惟官有书,而民无书也。二则官有其器,而民无其器也"。[6]虽然医学并不包括在当时的"学"中,但是,医学知识和医疗技艺的教育也是仅限于官府的,属于职官性教育,即所谓"畴人之学"。畴人之学与国学、乡学不同,前者是结合官职来进行教育的,其对象是已仕的官生,而后者的对象是贵胄子弟,是未仕而将仕的学生[7]。畴人的畴,最初的含义即是表示世袭为官的意思,所谓"世官",又称为"畴官"。这是中国古代宗法社会一种特殊的社团,或者是准社团。

　　春秋战国是中国历史上的一个大变动时期。巨大的社会变迁,造成了"诸子蜂起,百家争鸣"的局面,促进了学术思想和科学技术的交流和融合。医术的传播也从宫廷进入民间,打破了"齐楚之医,皆为官也"的传统。畴人子弟随着春秋战国的变化而散于四方,畴人之学也由之而广泛传播。随着医疗经验的积累和总结,医学理论体系逐渐形成,同时也形成了早期的医学学派[4]。据《汉书·艺文志》记载,当时有医经七家,经方十一家,此外还有房中家、神仙家等。一些名医带有徒弟,如扁鹊有子阳、子豹、子同、子明、子游、子仪、子越、子术、子容等人,仓公有弟子宋邑、高期、王禹、冯信、杜信、唐安等。实际上,这些医学学派不仅只是学术流派,更是一种行医的职业团体,可谓民间医学社团的萌芽。医学社团的出现对医学伦理道德的发展有着深刻的影响。

　　我国战国时代名医扁鹊的"病有六不治"中的"信巫不信医,六不治也"的思想,作为医与巫斗争的典范,历来为史家所称道[8~10]。近来,有学者把六不治中的"形羸不能服药,五不治也"视为中国古代的安乐死思想[11~12]。此外,也有人依据"骄恣不论于理,一不治也",认为六不治非扁鹊所言,而是司马迁根据扁鹊的资料,加上他本人的见闻,更加上他的亲身遭遇而提出的[13]。显然,上述观点都是根据对六不治中一项的理解,并加以推理而得出的结论。这里存在着几个有待解决的问题:首先,六不治是否是扁鹊的思想? 其次,为什么提出六不治的原则? 第三,六不治的含义究竟是什么? 要正确地回答这几个问题,我们不妨先从第三个问题开始讨论,即应先完整、准确地理解六不治的含义。

　　所谓"不治"实际上至少有两种理解,既可理解为不能治疗,也可理解为不应该治疗。究竟哪一种理解更为准确呢? 在此有必要看一下《史记·扁鹊仓公列传》中有关六不治的论述:

　　"使圣人预知微,能使良医得蚤从事,则疾可已,身可活也。人之所病,病疾多;医之所病,病道少。故病有六不治:骄恣不论于理,一不治也;轻身重财,二不治也;衣食不能适,三不治也;阴阳并,藏气不定,四不治也;形羸不能服药,五不治也;信巫不信医,六不治也。有此一者,则重难治也。"

　　若将六不治理解为"疾病有六种情况不能治疗"[14],仍可能引起歧义,是理解为疾病本身的严重程度而不能治疗,还是理解为医生在这六种情况下不能治疗呢? 要分辨哪一种理解更为合理,关键在于弄清楚所谓"不治"是对什么做出的判断,即是对疾病的后果做出的判断,还是对医生治疗行为的后果做出的判断? 上述将"形羸不能服药,五不治也"当做中国古代的安乐死思想,显然就是从前一种理解推导而来的,即依据疾病的后果做出的判断。然而,对骄恣不论于理者、轻身重财者、衣食不能适者、信巫不信医者的不治,显然就不能理解为他们的疾病都严重到不能医治的程度了。最后一句"有此一者,则重难治也",是说明这六种情况均会给医生的治疗增加困难。句中"重"作"犹"解,而非病情之重。

于是,"六不治"是医生基于自己的经验,对治疗的后果做出的判断,而不是基于病情的判断。前者表述的是医生行为应该如何才是正当的,属于价值判断,而后者是一种事实判断。因此,"六不治"应理解为医生在这六种情况下,不应该进行治疗,否则将对医生产生不利的后果,而不是病情严重不能治疗。所以,当我们全面地分析了"病有六不治"的论述后,可以肯定把"形羸不能服药,五不治也"理解为古代的安乐死思想是由于对六不治的误读而造成的。

实际上,这段关于六不治的论述可分为三层意思:一是主张早期发现病情,早加治疗;二是担忧医生有限的治疗方法;三是提出医生行医的准则:医生应当不做什么。这三层意思在逻辑上有着内在的联系,即阐述了由于病情的复杂性和诊疗方法的局限性,医生在行医过程中应当遵循的原则。这种"不应当"的判断是一种对行为的评价,属于价值判断。因此,"六不治"可以被看做我国古代医生的一种伦理准则,是对医生职业行为的规范。

3. 早期医学伦理准则的实践意义

在古代社会,民间医生属于游走艺人,自由行医,没有正规的医学校训练,政府也不颁发行医执照,医生凭借自己的技艺和良心开业谋生。于是,既有技术精湛的良医,也存在着大量的庸医。与此同时,医生的行医活动也存在着很大的风险,如《汉谟拉比法典》中就有对医生失误的严厉惩罚的条规,中国古代医生文挚因治齐王病而丧生。因此,医生一方面为了维护自己的名声,区别于庸医,另一方面为了保护自己,表明医疗手段的有限性,逐渐成了一组价值,如对预后的重视、对医生行为的规定等来规范医生的医疗活动。正是这组价值,成为早期医学伦理学的基础。正如 L. King 指出:"医学伦理学不是起源于那些逍遥自在地思索着善的性质的理论家,而是来源于那些时常面临险境的医生们"[15]。

文树德(P. Unschuld)认为,在医学史上存在着三种医生保护自己的机制:巫术、预后和医学伦理学[16]。笔者赞同文氏的观点,并认为这三种保护模式基本上又是医学伦理学由低级向高级演化的三个阶段,但三种模式的演化并非简单地由一种取代另一种,三者之间也存在着交叉重叠,甚至并存。第一种机制是鬼神信仰和超自然力的信仰。它是建立在巫医、魔术师水平上的。在此,不是强调巫医本人的治疗能力和作用,而是把治疗结果看做是超自然力意志作用的后果,于是医生不必为医疗的后果承担责任。第二种机制是重视预后。随着医学知识和治疗技术的进步,鬼神致病的观念让位于自然病因的观念,如春秋时期名医医和诊治晋平公疾病时指出:"疾不可为也,是谓近女室,疾如蛊。非鬼非食,惑以丧志。良臣将死,天命不佑。"并提出了"六气"致病的学说:阴淫寒疾,阳淫热疾,风淫末疾,雨淫腹疾,晦淫惑疾,明淫心疾[17]。巫、医分离之时,也是医生失去鬼神信仰的保护,面临直接承担治疗后果之日。因此,医生也必须寻求新的保护机制,这种机制就是预后。古代医生十分重视对预后的判断并积累了丰富的知识。马王堆古医书中就有许多关于预后的论述,如"脉绝如食顷,不过三日死","阳病折骨,绝筋,而无阴病,不死","三阴病杂以阳病可治"等,此外,还有关于三阴脉与三阳脉病中所呈现的死亡症候的论述[18]。在《内经》《难经》中也有涉及预后的理论。医生通过判断可治与不可治,从而接受可治者,拒绝对己无益(unprofitable)的病人。第三种保护机制是医生的职业伦理学。这种职业伦理准则一方面作为医生的行为指南,区别良医与庸医的标准,另一方面则是让公众相信,无论谁控制和拥有医疗资源都将道德地应用之,任何不利结果将被视为"上帝"的作用,或超出了人们控制的能力。

"六不治"原则的提出,有利于医生保护自己的名誉和维护自己的利益。古代医生常常面临危险境况,一方面是由于社会地位较低,自己的利益,甚至生命常受到威胁;另一方面是由于医疗技术的局限性,对疾病的治疗后果难以把握。东汉名医郭玉也谈到治疗富贵者疾病的困难:"夫贵者处尊高以临臣,臣怀怖慑以承之。其为疗也,有四难焉:自用意而不任臣,一难也;将身不谨,二难也;骨节不疆,不能使药,三难也;好逸恶劳,四难也。针有分寸,时有破漏,重以恐惧之心,加以裁慎之志,臣意且犹不尽,何有于病哉?"[19]《内经》中"病不许治者,病必不治,治之无功矣"[20]的观点,更明确了对于"骄恣不论于理"者,医生不应该予以治疗的理由。

古代中药又有毒药之称,许多药物的治疗作用和毒性作用之间的差别是很微小的。《孟子·滕文公上》中说:"若药不瞑眩,厥疾不瘳。"[21]可见医生用药和病人服药都有危险性。因此,身体虚弱,不能服药者,医生也就不应该给予治疗了,否则,既会对病人有害,也对医生不利。古代医生靠行医谋生,必须考虑到自己的利益。医生诊病收费是理所当然的,而且,医技越高收入也就越多。扁鹊治好赵简子的病后,赵简子赐扁鹊良田四万亩。扁鹊欲治齐桓侯病,桓侯认为自己无病,拒绝治疗,且说:"医之好利也,欲以不疾者为功。"[5]也反映出社会对医生追求利益的评价。因此,医生对"轻身重财",不愿付诊费者是不应该治疗的。对"衣食不能适"者,更无钱用药了,于是医生不应给予治疗。李中梓也认为:"贫者衣食不周,况乎药饵?"[22]古代医生与巫师之间存在着竞争,除了巫师也掌握一定的治疗技术外,巫师的诊费相对要低一些。西格里斯特(H. Sigerist)认为"巫术或宗教治疗比饮食、药物和手术要更便宜,因为上帝对少量的牺牲物就感到满意了,而对医生却必须支付大量的钞票"[23]。因此,可以认为"六不治"是一种基于医生利益,而不是基于病人利益的医学伦理准则。这与希波克拉底誓词有相似之处。

4. "六不治"是扁鹊学派的伦理学准则

伦理和道德并不局限于哲学范畴,就其最广泛的和最为人们所熟知的意义而言,道德涉及有关正确的和错误的人类行为的各种信仰。对这些具有规范性的信仰,人们通过诸如"好的"、"坏的"、"应当的"、"应当谴责的"等词汇来表达。它包含着对行为的评价,并且用以对行为的指导。国际生命伦理学学会主席威克勒(D. Wikler)将生命伦理学的发展分为四个阶段,最初阶段"以专业行为准则的形成为标志,包括不允许做广告,禁止中伤诋毁同行等"[24],从而确定什么是医生的正当行为。由此可见,"六不治"就是中国古代医生关于正确行为的信仰。作为自由行医者的民间职业医生,既有医技精湛的良医,也充斥着大量的庸医,故有"医不三世,不服其药"之说。而有技艺的医生为了区别于庸医,就需要建立起自己的行医规范。扁鹊提出的六不治原则就是一种医生的行医规范。"六不治"原则的提出,有利于医生保护自己的名誉和维护自己的利益,同时又避免造成病人不必要的伤害,引起纠纷。遵循这个原则,便能成为"良医"。"六不治"作为我国最早的医学伦理学规范,是一种关于医生应该做什么,不应该做什么的戒律,与古代西方的医学伦理准则十分相似。"六不治"的观念对后世医生的行为规范有一定影响。

如前所述,"六不治"是一个完整的行医规范,只依据其中的"骄恣不论于理"一条,来断言是司马迁根据自己的亲身遭遇,勃然迸发出他对权势压迫的不满,是缺乏说服力的。其二,扁鹊提出"六不治"具有充分的理由和背景。扁鹊自己的行医活动就体现了其"六不治"的指导思想,如齐桓侯不信扁鹊的理论,扁鹊不治其病;与中庶子关于医、巫的辩论等。此外,扁鹊有徒弟数名,在传授医疗技术的同时,必定也要传授行医的规则,正如古代希腊希波克拉底派医生必须学习《誓词》一样。"六不治"作为我国最早的医学伦理学规范,是一种关于医生应该做什么,不应该做什么的戒律,与古代西方的医学伦理学十分相似,这充分说明医学伦理学是起源于医学实践中的医生在面临困境时的抉择。"六不治"的思想对后世医生的医疗实践也有着重要的影响。

5. 中国医学职业精神的演化

中国传统医学道德注重个人道德修养,不强调统一准则的一个重要原因在于中国传统医学建制是医生以个体开业为主,并不存在统一的管理体制。医学建制对医学伦理学的内容和发展方向有着重要的影响,而医学建制又受到社会的政治制度、经济、科学以及文化传统等诸因素的制约。中国是以农耕文化为主的社会,重农轻商,以家庭为生产单位,虽然也有类似于西方的同业行会组织,但不像欧洲那样坚实,而是以家族生活偏盛。梁漱溟认为,中国古代缺乏社团组织[25]。因此,医学技术传授和行医也是个体化和家庭化为主,医学行会或社团并不发达。由于医生之间的经济利益并不存在密切的联系,同行竞争亦不明显,所以不需要去制订约束医生共同遵守的伦理准则,强调的是医生对自己的约束。

古代希腊航海、贸易商业活动发达,城邦制国家,鼓励商业贸易交流,西方中世纪,在政治、经济各方面,社会集团随处可见,为人们日常生活之所依。这种集团生活对于法制精神、一般公德的培养是重要的。医生行会是自愿的组织,含有合法的权力。学徒的招收有着严格的规定,并限制师傅的收徒人数。一方面行会要保护其同业利益,就必须杜绝内部的自由行动,自相竞争;另一方面,行会为防止损害消费者的利益,引起不平,也需要制订一系列伦理准则、管理规则,甚至设立有裁决争议的法庭。近代欧洲资本主义制度的兴起,医学社团作为协调内部关系、解决外部纠纷的作用愈加突出,医学伦理学准则成为维系社团存在与发展的重要基础。因此,西方医学伦理学之特点表现在制度建设方面,而中国的医学道德之特点则在强调个人品德。

另一重要原因是中国传统医学教育的特点。中国古代医生的道德教育,基本上是以儒家的伦理道德思想为主的个人品德和情操的教育。虽然中国古代的医学教育发展很早,但其主要目的在于为皇朝宫廷培养医生,医生是作为仆人为王公贵族服务的,在这种情况下医学道德的理论和实践不可能得到正常的发展。另外,承担医治普通民众疾病医生的教育,主要是家传或师徒传授。尽管提出过许多处理医患关系、医生责任方面的道德规范或准则,然而由于缺乏权威性,不可能形成一个被普遍接受的、能约束医生的道德准则。

由于中西方在医学建制的结构和内容方面均有着较大的差异,从而表现出中西方医学伦理学所关注的问题侧重点的不同。与西方那种重视医学道德的规范化、制度化建设的传统不同,中国古代的医学道德强调的是个人品德。从跨文化比较来看,在医学职业化的过程中,中西方早期医学伦理学之间存在着广泛的相似性。医学道德准则都经历了一个从预后判断到行为准则,再到价值判断的演化过程。

随着职业化的发展和医学建制的确立,以及在不同的宗教、哲学思想的影响下,中西医学伦理学的发展表现出各自不同的特点:在以儒家思想为主的文化背景下,"医乃仁术"成为中国医学道德的基本原则。儒家强调医生个人的道德修养和美德。儒家"为人子者不可不知医也"的思想,导致了医学的非职业化泛化,在某种程度上不利于医学职业化的发展。因此,中国古代医学伦理学不强调建立一种统一道德行为准则(主要是指人们有意识制定的为所有医生公认的行为准则,包含有命令成分)。随着西方医学的传入,现代医学体系的建立,中国医学界在继承传统医学道德的基础上,也开始重视普遍性的职业伦理准则的建设,尤其是在社会经济转型的现阶段,强化具有普遍约束力的职业道德准则显得更加重要。然而,无论是医学技术的飞速发展,还是医疗卫生服务体制的不断变化,"医乃仁术"的基本命题依然保持着勃勃生机,或许这正是医学本质之所在!

随着西方医学的传入,中国的医学建构开始有了变化,出现了新型的医学机构和团体,医学职业伦理准则开始得到重视。我国近代医学体系是建立在西方医学基础上的,西医传入的影响之一是医院的建立。医院在中国的兴起,使中国的医疗保健体系开始发生改变,即由传统的个体行医模式开始向集团行医模式发生转变,这种转变也对医生的行为规范提出了新的道德要求。在新体制下医生的责任心,不仅在于对病人的责任心,也包括对社会的责任感、对受聘医院的责任感,以及与同行之间的合作、技术公开等。

如果说医疗保健体系是医学社会化的结构基础,那么医学社团的形成则是医学社会化的重要内容,医学社团在促进学术交流、协调共同利益、处理内部纠纷等方面具有重要作用。1915年,中华医学会成立,学会的宗旨是"巩固医家友谊、尊重医德医权,普及医学卫生、联络华洋医界"。医生的职业责任和义务的协调以及制定医生道德准则成为学会的一项重要工作。除中华医学会之外,早期的医药团体还有中华民国医药学会(1915年)、中国药学会(1908年在日本东京成立,1921年迁回国内)、中华护理学会等。这些社团主要属于学术性机构,也起到协调医界内部,协调医界与政府的作用。各团体都制定了道德准则或规范。1929年全国医师联合会在上海成立。其宗旨是:第一,促进医药研究;第二,在权益受到侵害时会员之间互相支持、保护开业医师;第三,协助政府制定关于管理医药业务的法规。医师联合会还拟定了医师暂行条例,规定了医师的资格、义务、行医保障与惩罚措施,强调了职业伦理准则。医学团体的诞生和发展,推动了医学的职业伦理学建设,尤其是开始注重制定具有共同约束力的职业准则。

与此同时,西方的医学伦理学理论和医学职业准则也被陆续介绍到中国。俞凤宾翻译了当时最新修订的美国医学会医德准则(1912年),认为可供中国同行参考,这是我国医学伦理学首次正式引入西方的医学伦理学理论和道德准则。20 世纪 30 年代末,外籍医师盈亨利还翻译了《美国医学道德主义条例》,我国学者翻译介绍了《希波克拉底誓言》,是我国首次较全面地介绍希波克拉底的伦理思想。1944 年,医史学家王吉民也简要介绍过西方医德文献的概要。这些对我国近代医学伦理学的发展有一定影响。

中国近代医生的业医处于一种无序状态。清末民国初年,政局动荡不安,政府无力顾暇医业管理,行医者无须执照。行医者大致可分为中医、教士医生、留学欧美日本的医生、国内医学校毕业的西医等。医界派别林立,门户各异,各派之间相互诋毁,给医学发展和医务工作带来极为不利的影响。这种状况迫使医生去寻找一种新的职业协调机制,强调医生应继承传统的"医乃仁术"的思想,不为追名逐利之所惑。俞凤宾提出为医四戒:一戒势利,认为媚富鄙贫,最伤私德,对病人应一视同仁;二戒骄矜,提倡自谦,反对自满、自炫;三戒嫉妒,提倡同行相互尊重;四戒欺作:反对以伪药射利、广告惑人。宋国宾为改变"同道之争论,医病之纠纷,日充不休"的状况,致力于医学伦理道德的宣传。他认为:"医业伦理一言以蔽之曰仁义而已矣,博爱之谓仁,行而宜之谓义,故医家当具爱人好义之精神。"他还拟定了《震旦大学医学院毕业宣誓》、《上海市医师公会医师信条》等医生道德行为准则,并于 1933 年出版了我国第一部医学伦理学专著《医业伦理学》。《医业伦理学》的出版,受到了医界有识之士的欢迎,著名医学教育学颜福庆等 14 人为之作序,这也反映出当时我国医务界迫切要求有一个能规范业医行为的共同纲领。

1949 年,中华人民共和国成立后,人民政府通过了一系列纲领、决议和法律,把医疗保健作为保障人民健康的福利事业。1950 年,第一届全国卫生会议,确定了"面向工农兵、预防为主、团结中西医"的三大卫生工作方针。国家建立了公费医疗和劳保制度,建立和完善了基层卫生机构,大力开展环境卫生、预防疾病的工作,在相当短的时期内,改变了我国健康水平低下的状况,人民的健康权利得到了基本保障。

医疗卫生机构以社会主义的集体观和义务论作为医学伦理学的基础。救死扶伤、实行革命的人道主义、全心全意为人民服务以及"毫不利己、专门利人"的"白求恩精神"成为医务人员的基本道德原则。在计划经济体制下,医疗机构由国家财政支持,在相当长一段时间内,我国的卫生保健制度与卫生服务机构、卫生服务机构与医务人员、医疗技术与医疗服务费用处于相对稳定的状态,各方面利益矛盾并不明显,医学伦理问题也不突出。

20 世纪 80 年代以后,这种状况发生了根本的变化。随着国家宏观经济政策上的调整,卫生保健制度中原有的矛盾日益突出,而且新的问题不断涌现,国家与卫生机构之间、卫生机构与医务人员之间、医患之间的利益矛盾变得日益尖锐且错综复杂。随着市场机制的引入,新的价值观念也对传统的价值观念提出了挑战。与此同时,医学技术的迅速发展,我国也面临许多西方发达国家日益头痛的问题。高技术发展在为人类诊治疾病上带来希望的同时,也带来了沉重的经济负担。医学高技术本身所引起的伦理问题也日益突出,如处理脑死亡、器官移植、生命质量控制等问题。这些伦理难题仅仅凭借"救死扶伤、实行革命的人道主义、全心全意为人民服务"的基本原则是难以解决,因此需要建立新的、更加具体的适应社会发展和医疗卫生服务的道德准则。

于是,1988年成立的中华医学会医学伦理学会发表的宣言,提出了坚持卫生改革的道德原则(医患利益统一,患者利益居先;医疗数量、质量统一,医疗质量居先;社会效益、经济效益统一,社会效益居先;义利统一,信义声誉居先),并起草了《中华医学会会员职业道德公约》。同年我国卫生部也颁布了《医务人员医德规范及实施办法》,成为第一个具有普遍约束力的全国性职业道德规范。规范从七个方面对医务人员的行为提出了具体要求,救死扶伤,实行社会主义的人道主义依然是首要准则;同时规范强调了尊重病人的人格和权利,同情、关心和体贴病人,不以医谋私,不泄露病人的隐私和秘密,尊重同行等医务人员应当共同遵守的道德准则[26]。该规范体现了传统医学道德和现代医学伦理思想的结合。

当代医学技术的发展与社会经济的变革给医师和医疗卫生职业带来了冲击和挑战。随着社会的发展,健康作为人权的最核心价值获得广泛认同,人类的健康需求日益增加。在这多重压力下,医学界面临的不仅是个体疾病的治疗,而且是更为广泛的人类健康问题,因此必需建构新的职业价值、塑造符合时代发展潮流的职业精神。于是,国际医学界于2002年发表了"新千年医师职业精神:医师宣言",2005年,中国医师协会正式加入推行《医师宣言》的活动。随后中国医师协会也更加注重职业价值和社会责任的培养和职业规范的制定,于2012年颁布了《中国医师宣言》,力图在遵循普遍性原则的基础上,确立具有中国文化传统的医师职业精神。

三、宗 教 传 统

1. 医乃仁术:儒家医学传统的基石

儒家思想作为中国文化的主干,它在整个中国文化思想上、意识形态上、风俗习惯上都烙上了深深的印痕。儒家强调医学的道德价值,主张医本仁术,注重医生的道德修养,从而深刻地影响到中国医学道德的发展方向,而且还形成了一种独特的医学传统——儒医,并有"医儒同道"之说。儒家的仁爱思想也成为医学道德的理论基础。

"仁"是儒家伦理思想的核心,所谓"仁"就是"爱人"。儒家认为医学为"生生之具",医学的目的是仁爱救人,是儒家实现仁爱爱人的重要途径,因此"医儒同道"。正如《灵枢·师传》所指出,掌握医术,即可"上以治民,下以治身,使百姓无病,上下和亲,德泽下流……"[27]。东汉名医张仲景认为,儒家要实现"爱人知人"的理想,就应当明了医理、重视医疗,这样方能"上以疗君亲之疾,下以救贫贱之厄,中以保身长全,以养其生。"[28]。宋金元以后,随着大量儒生进入医学领域,形成了一种独特的医学传统——儒医,他们将医学视为实现其"仁爱"理想的重要手段。行医治病、施药救人就是施仁爱于他人。儒家的仁爱思想因此也成为医学道德的理论基础。

儒家的"爱人"原则第一是强调尊重人的生命。中国医学经典《黄帝内经》说:"天覆地载,万物备悉,莫贵于人。"唐代医家孙思邈也强调:"人命至重,有贵千金,一方济之,德逾于此。"因此,儒家要求医生在疾病诊疗中,应有"如临深渊、如履薄冰"之感,处方开药应小心谨慎,以免诊断或用药错误伤害病人。孟子说:"无伤也,是乃仁术。"(《孟子·梁惠王上》)"爱人"原则第二是强调尊重病人。《灵枢》中强调医生要"入国问俗、入家问讳、上堂问礼、临病人问所便",并且主张对待患者要"举乃和柔、无自妄尊",不得以施恩者自居,更不得利用医疗职业谋财、猎色。充分体现了对病人尊重的思想。"爱人"原则第三是强调"泛爱众",提出医生对待病人应该一律平等相待,不论贫富贵贱、老幼美丑,都要一视同仁。如孙思邈在《千金要方》中指出:"若有疾厄来求救者,不得问其贵贱贫富,长幼妍媸,华夷愚智,普同一等,皆如至亲之想。"[29]明代医生龚廷贤严厉谴责了那些对于贵贱贫富之病人不能平等相待的医生,指出:"医乃生死所寄,责任匪轻,岂可因其贫富而我为厚薄哉?"[30]

然而,儒家关注的是个人美德的培养,而不强调建立严格的法律和规则。儒家认为仁爱救人是医生个人美德的体现。儒家认为良心是医生美德的基础,即医生应具备恻隐之心、羞耻之心、恭敬之心、是非之心。恻隐之心是要求医生以热爱生命的情感,视解除病人痛苦、"以救贫贱之厄"为自己的行医目的。范晔赞扬东汉医生郭玉"仁爱不矜,虽贫贱厮养,必尽其心力"[31]。羞耻之心是要求医生以病人利益为重,以惟名利是务、四诊不参、滥用药物、欺诈病人为耻;恭敬之心要求医生应当尊重病人;而是非之心则是要求医生不做损害病人利益的事情。由于医患之间事实上的不平等地位,儒家十分强调医生的"慎独"和"推己及人"。所谓"慎独"就是要求医生在无人监督的情况下依然能按道德规范行事。"推己及人"即"己所欲施于人、己所不欲勿施于人",如明代医家李天成说:"吾济于人者,若济吾母。"清代名医费伯雄也提出:"我欲有疾,望医之相救者如何?我之父母妻子有疾,望医之相救者如何?易地以观,则利心自淡矣。"由此可见,强调医生的品德修养是中国医学道德传统的重要内容。尽管也有医家提出过具体的医德规范,如明代医家龚廷贤提出的"医家十要",李梴的"习医规格"等,但并不具有普遍的道德约束力。

仁爱不仅作为行医的指导思想,也成为评价医生的一项重要标准。南齐杨泉在《物理论·论医》中指出:"夫医者,非仁爱之士,不可托也,非聪明理达,不可任也,非廉洁淳良,不可信也。是以古之用医,必选名姓之后,其德能仁恕博爱"。宋林逋在《省心录·论医》中也说:"无恒德者,不可以作医。"由此可见,强调医生的品德修养是中国医学道德传统的重要内容。

义与利的道德冲突是医疗实践中难以避免的问题之一。儒家处理义利关系的基本原则是"以义为上"(《阳货》)和"见利思义"(《宪问》)。孔子说:"君子喻于义,小人喻于利"(《里仁》),强调君子应把"义"放在首位,而"利"则是其次的。荀子认为人的利欲是无止境的,但社会财富却有限,不可能完全得到满足,故须节欲,即"以义制利"。大力提倡君子"唯仁之为守,唯义之为行"(《荀子·修身》)和"重义轻利"(《荀子·成相》)的价值观。汉儒董仲舒也倡导"夫仁人者,正其谊不谋其利,明其道不计其功。"[32]

儒家所推崇的重义轻利的价值观念、舍利取义的理想人格,对古代医家产生了深刻的影响。在强烈的儒学氛围中成长起来的医生,都将以医济世,舍利取义作为追求君子理想人格的实践。三国时期的医家董奉"日为人治病,亦不取钱。重病愈者,使栽杏五株,轻者一株。如此数年,得十万余株,郁然成林……奉每年货杏得谷,旋以赈救贫乏,供给行旅不逮者,岁二万余人。"(《神仙传》)从此,"杏林春暖"成为赞美医生美德的成语。

在儒家义利观的指导下,许多医生倡导体贴病家疾苦,反对以医谋利。如孙思邈主张医生应怀救苦救难之心,将钱财得失置之度外,指出:"医人不得恃己所长,专心经略财物。"(《千金要方·大医精诚》)明代医家陈实功在所著的《医家无戒十要》中规定:"凡病家大小贫富人等,请观者便可往之,勿得迟延厌弃,欲往而不往,不为平易。药金毋论轻重有无,当尽力一例施与。""不得出脱病家珠帛珍贵等送家合药,以虚存换假。如果该用,令彼自制入之。倘服不效,自无疑谤。亦不得称赞彼家物色之好,凡此等非君子也。""贫穷之家及游食僧道衙门差役人等,凡来看病,不可要他药钱,只当奉药。再遇贫难者,当量力微赠,方为仁术。"[33]

有宋以降,理学"存义灭欲"的思想,把义与利的关系绝对对立起来。程颢提出:"天下之事,惟义利而已。"(《二程遗书》卷十一)他主张"不论利害,惟看义当为与不当为。"(《二程遗书》卷十七)朱熹则把"义利"之说提到"儒者第一义"(《朱子文集》卷二十四)的地位。于是,有的儒医反对将行医作为一种谋生的手段,坚持行医应该作为业余的慈善事业来进行。如南宋张松认为,医之为书,贵在拯人之急,非徒专已之利。徐大椿讽刺"今之学医者,皆无聊之甚。习此医者以为衣食之计耳"[34]。龚信的《明医箴》提出了好医生的道德准则:"今之明医,心存仁义。……不计其功,不谋其利。"

的确,许多儒医将行医当作了一种慈善事业,行医施药成为了他们行善积德的手段。然而,无论儒家怎样强调重义轻利,张扬"君子谋道不谋食"、"忧道不忧贫"的理想人格,把义与利完全对立起来,只是一种脱离实际的空想。它既不符合医家的意愿,也阻碍了医学专业化的发展。实际上,古代社会中依然大量存在着以医谋利,甚至见利忘义的现象。但是,儒家的利义观的合理内涵依然是值得提倡的。

儒家"仁爱"思想是中医处理医患关系的指导思想。汉儒郑玄认为:"仁,从人从二,相人偶。"仁就是处理人与人之间的关系。中国传统医学体系的整体医学观和辨证论治的医疗实践是强调医患之间密切合作的基础。中医经典文献《素问·汤液醪醴论》提出:"病为本,工为标,标本不得,邪气不服",说明医患在诊疗过程中的相互依赖关系。中国传统医学认为,医患之间的相互依赖是基于一种平等的密切合作,对待病人要"举乃和柔,无自妄尊",并认为:"凡病家延医,乃寄之以生死,理当敬重,慎勿轻藐,贫富不在论财,自尽其诚,稍亵之则非重命耳。"[30]

另一方面,由于中医诊疗工作对患者的主观感知依赖性很大,医生对疾病要作出准确的判断,除了要详细观察患者的客观体征变化之外,尤其重视听取患者的主诉。在治疗过程中,医生还须依据患者的反应和病情的变化加减药物,及时调整治疗,同时医生还注意指导配药、煎药、服药等,都体现出医患之间的密切合作关系。在诊疗活动中,患者总是希望医生能相对固定,便以熟悉病情、对症下药;医生也希望得到患者的信任,保持诊疗的连续性。由于中医诊疗活动保留着这种密切的医患合作关系,因此加强了医患之间的道德信赖感,更好地体现了医乃仁术的宗旨。因此,传统的中医医疗模式至今仍具有强大的吸引力。

医疗是涉及人的健康和生命的实践活动,医生经常面临如何处理疑难或危重病症的难题。中国传统医学十分重视正确处理与这类病人的关系。要求医生对讳疾不言,或有隐情难告的患者,应当关心体贴,消除其与医生之间的隔阂。清代名医喻昌指出:"医仁术也,仁人君子,必笃于情。笃于情,则视人犹己,问其所苦,自无不到之处。古人闭户塞牖,系之病者,数问其情,以从其意。诚以得其欢心,则问者不觉烦,病者不觉厌,庶可详求本末,而治无误也。"对于固执己见的病人,只要医生能"告之以其败,语之以其善,导之以其所便,开之以其所苦。虽有无道之人,恶有不听者乎?"[35]传统医学这种既坚持事实求是的精神,又注重真诚对待病人的诊疗作风是值得我们继承和发扬的。

2. 道教与佛教的行善观念对医疗活动的影响

除儒家提倡医学的仁爱精神外,道教和佛教也大力宣传行医施药可行善积德,故也有道门医和沙门医,并也将仁慈、行善视为基本的道德原则。

道教是中国传统宗教,始于东汉,流行于民间。道教是一种以生为乐,重生恶死,进而追求长生不死的宗教。道教认为,可以借助于植物、动物、矿物的知识,制造出能够延长人生命的丹或药。同时,道教还强调,仅凭内修外养尚不够,欲成仙者还必须积善立德,葛洪说:"欲求仙者,要当以忠孝和顺仁信为本,若德行不修,而但务方术,皆不得长生也。""欲求长生者,必欲积善立功"[36]。这样,道教就把长生成仙的教义同行善积德结合起来,从而影响到人们的行为规范,如许多道士通过行医施药来行善积德。

天道循环,善恶承负是道教重视行善积德的伦理基础。《太平经》对承负有两种解释:一种含义就是,前人种树,后人遮荫;前人惹祸,后人遭殃。另一种则是指自然的循环,即天地人三统共生,长养财物,欲多则生奸邪,害而不止便会乱败,不可复理便还返于虚无,复归元气恍惚。前者是指一个家族内子孙祸福的根源而言,后者则是指整个社会与自然的变化而言。若想阻断承负而免除厄运,就须行善积德为后世子孙造福,以及虔诚信道修行,免除自身的承负之厄。

道教除相信天道承负外,还相信现实的因果报应,即吉凶祸福乃是个人行为善恶的必然报应。道教的承负报应思想对医家也有一定的影响,如张果在《医说·医功报应》中收有医生行善增纪,恶人减算的事例。他还强调:"医者不可不慈仁,不慈仁则照祸。"[37]明代医家陈实功的《医家五戒十要》也烙有明显的道教痕迹,他认为:"人之受命于天,不可负天之命。凡欲进取,当知彼心顺否,体认天道顺逆,凡顺取,人缘相庆,逆取,子孙不吉。为人何不轻利远害,以防还报之业也?"并指出医生通过施医赠药,可以阴骘日增[33]。

明代医家龚廷贤在《寿世保元》中明确指出:"救苦度厄,济困扶危,可以延年"。龚氏在《鲁府禁方》指出,不取非分、扶接老幼、怜孤惜寡、扬善隐恶、积德树恩、施不望报、尊奉高年、内修孝悌、济度贫穷、舍药救疾、仁慈谦让等可以医病。龚氏把个人道德、修养与其保健养生、防病治病结合起来。其中虽有牵强之处，但也不乏睿智的洞察，是值得我们借鉴的。

佛教伦理观也是中国传统医学伦理思想一个重要来源。在佛教"因果轮回报应"和"布施得福"思想的影响下，许多佛教徒把行医施药作为从善的手段之一，他们研习医理、编撰医方、治病济人，因此出现了一些以擅长医术而知名的僧人，如东晋佛学"识含义派"祖师于法开就是著名医家。《高僧传》云："于法开……祖述耆婆，妙通医法。或问法师高明刚简，何以医术经怀？答曰：'明六度以除四魔之病，调九候以疗风寒之疾，自利利人，不亦可乎？'"鉴真不仅是一代名僧，在医药学上也造诣颇深。他曾亲自主持尤兴寺、大明寺的"悲田院"，并在两寺开辟药圃，以救济贫病。

大乘佛教唯识学派对善的认识是无贪、无嗔、不害等。不害就是不伤害一切众生，不杀生是佛教的一种重要善行。佛教的这种善恶观影响到一些医家的行为，如孙思邈反对应用任何活动物制药治病，他认为："至于爱命，人畜一也。夫杀生求生，去生更远。吾今此方所以不用生命为药者，良由此也。"

善恶的轮回报应观是佛教伦理学的重要部分。佛教认为，一个人的祸福果报，是由他本人的业的染净、善恶所决定的。做善业的人，将有好的果报；做恶业的人，必得恶的报应。佛教用这种人生祸福宿命论的因果轮回关系来说明社会现象，并通过善恶报应的道德观对教徒产生一种心理威慑力，以要求人们的多多行善。

佛教主张大悲为首，慈悲喜舍，把悲天悯人作为道德的出发点，将诸恶莫作，诸善奉行作为个人的行为准则。孙思邈将这种伦理观引入医学，提出医生治病应"先发大慈恻隐之心，誓愿普救含灵之苦"。孙氏认为医生在诊治疾病的过程中，"见彼苦恼，若己有之，深心凄怆"；对待患有疮疡、泻痢、污秽不堪入目的病人，"但发惭愧凄怜忧恤之意，不得起一念蒂芥之心"，体现了孙氏深受慈善怜悯、推己及人的佛教伦理学思想的影响。

宋代医生张杲所撰《医说》的"医功报应"中，收录了十二个有关善恶报应的事例，反映出佛教思想对医学道德观的影响。"医功报应"宣扬了行医施药、济世救人是积阴德的最好手段之一，指出"医者当自念云，人生疾苦，与我无异。凡来请召，急去无迟，或止求药，宜即发付，勿问贵贱，勿择贫富。专以救人为心，冥冥中自有佑之者；乘人之急，故意求财，用心不仁，冥冥中自有祸之者"[37]。如许叔微、聂医士、何澄以医行善、不求钱财、不贪女色，而获得好报；徐楼台因行医榨取钱财未遂而治死病人，即遭到了自己毙命、其子随母改嫁、其医遂绝的报应。段承务、水阳陆医之流也因以医贪财而遭到恶的报应。佛教"布施得福"、"因果报应"的思想，对于古代医生的行医实践是有所影响的，在一定程度上起到了抑恶扬善的作用。

道教和佛教的宗教戒律对医学道德准则的建立具有重要影响。道教的戒律可分为两类。一类是入道戒律，即道教徒的行为规范。如有所谓"五戒"：一者不得杀生；二者不得茹荤酒者；三者不得口是心非；四者不得偷盗；五者不得邪淫。道教称这五条是"积功归根"五戒。此外，还有"八戒"、"十戒"、"二十七戒"等。另一类是积善立功，以忠孝、和顺、仁信为本，是欲长生成仙所决不可违背的戒律。道教和佛教的这些戒律也引入到医学伦理学领域，在一定程度上促进了医学道德准则的建立，也有利于医生行为规范的推广，如被视为中国医学道德准则代表的，唐代孙思邈的"大医精诚"和明代医家陈实功的"医家五戒十要"都烙有明显的道教和佛教的痕迹。如孙思邈强调，"凡大医治病，必当安神定志，无欲无求"；"若有疾厄来求救者，不得问其贵贱贫富，长幼妍媸，怨亲善友，华夷愚智，普同一等，皆如至亲之想"；"杀生求生、去生更远"；"夫为医之法，不得多语调笑，谈谑喧哗，道说是非，议论人物，炫耀声名，訾毁诸医，自矜己德"。陈实功的"医家五戒十要"也是受到了佛教的"五戒"、"十善"的影响。

由此可见，中国传统的医学道德思想是在多元文化的冲突和融合过程中形成的。作为一门应用伦理学，医学伦理学是各种道德理论、原则在医疗活动中的具体体现。因此，中国古代主要的宗教、哲学体系——儒、道、佛对中国医学伦理思想的形成和发展均有着重要影响。无论是儒家的仁爱思想，还是道教的然而，由于儒家传统的重要地位，从而决定了医学伦理价值是以儒家思想为核心，儒、道、佛互补的建构。尽管在中国医学史上，许多医家提出过诸多伦理准则和规范，但并未形成一个普遍认同的医学伦理准则。

3. 西方宗教传统对医学伦理的影响

希波克拉底传统并不是西方医学伦理思想的唯一传统。事实上，在西方医学伦理学理论中，宗教伦理思想对其有着很大影响。早期犹太人认为，遵从神的法律就可获得健康，背离正道则要受到疾病的惩处，疾病是罪恶的代价。神直接降下疾病作为惩罚和训诫，"上帝可使人患麻风和使人痊愈"（《出埃及记》第 4 章 6 节）。由于疾病被认为是个人恶行的结果，所以用祈祷和符咒来保护。"你们果然听从这种典章，谨守遵行……耶和华必使一切病症离开你。"犹太医学属于僧侣医学，犹太人相信上帝是健康的主宰，又是一切疾病的主宰。由于疾病来自上帝，所以它是人类罪恶所应受的惩罚，治愈疾病的权能也只属于上帝。上帝通过祭司保管和传达它的意志,因此祭司有施行治病的权力。

祭司们需要有高尚的道德,需要严格遵守沐浴和清洁条规,因为身体洁净与心灵洁净同等重要。摩西五经(即《旧约》的前五章)中规定了有关接触尸体、关于妇人经期、产后,患淋病和麻风病的人都要借助宗教仪式,使之成为洁净的人。这种仪式后来逐渐演化成为卫生法规。《利未记》第十三章中防御麻风的法规可算是最早的卫生立法。

5 世纪的"阿萨福誓词"(The Oath of Asaph)是犹太医德的独立文献。"阿萨福誓词"载于希伯来古医书《阿萨福医生文集》篇末。阿萨福·犹大乌斯(Asaph Judaeus,其又被称为阿萨福·本·伯拉基亚胡,Asaph ben Berachyahu)是叙利亚或美索不达米亚的医生,大约是公元 3 世纪至 6 世纪的人。"阿萨福誓词"中规定了医生的"十诫":不应该杀人,不应好色,不要泄密,不要觊觎,不要对穷人铁石心肠,而要治疗他们等。最后一条在中国古代的医学道德论述中常可发现,但在希波克拉底伦理传统中是缺乏的。

"迈蒙尼德祷词"为 12 世纪埃及的犹太医生迈蒙尼德(Moses Maniuonielas,1135—1204)所写,近来有人认为该词实际上是 18 世纪德国医生 Marans Herz 所撰。"迈蒙尼德祷词"涉及医学职业中的许多道德问题,如祈求上帝不要让利欲熏心和好出风头的思想干扰医生的职业,要求病人相信医生的医术,正确处理与同行之间的关系等。祷词还强调了道德的生活方式可以避免疾病的灾难。犹太医学伦理学在知识上强调道德法规与宗教传统的联系超过了与医学的联系,更易为未经过医学训练的一般公众所接受。它应用于医学的法规内容,可以总结为一组原则:生命的神圣和尊严,维护健康的职责,严格的饮食规则和性道德等。

基督教的伦理观主要来源于圣经。基督教多用 virtue 一词来指道德,virtue 一词来源于拉丁文 virtus,有正直、道德的意思,且隐含有涉及性的道德行为的判断,如 vitue women,意思是贞洁的女人,这种特殊的内在含义显示出基督教对性纯洁的强调。

基督教道德的基本教义是"爱"。Paul 描述爱具有如下性质:"爱是耐心和友善,爱不是妒忌和吹嘘,爱不是傲慢和粗鲁,爱从不固执己见,也不易怒和忿恨。"基督教认为,爱既是垂直的(对上帝的爱),也是平行的(对人类的爱)。奥古斯汀认为,善是基于爱,爱是所有善的基础,也是所有善的顶点。

早期基督徒认为慈善更多应归于基督教奠基人的美德。按耶稣的教训,人类是上帝的儿女,所以应当爱上帝,爱邻人(马可福音,第 12 章 28~34 节)。所有我们能帮助的都是我们的邻人(路加福音,第 10 章 25~37 节)。耶稣受洗后立即开始在加利利传扬天国的福音并医治疾病(《马可福音》第 1 章 29～33 节)。摩西为饥饿者寻找食物,为无家者提供庇护,看望病人,埋葬死者等,为后人提供了慈善的样板。特别是在照顾病人方面,基督用他的治疗力量治疗人们精神的和躯体的痛楚,成为了基督教的传统。基督教博爱精神的贡献之一在于推动了疾病治疗和康复的制度化。

教会历来对医学问题十分重视。因为宗教处理人的精神问题与医学治疗人的躯体问题是密不可分的。人类对于自己的生老病死的思考,不仅是医学的任务,也是宗教的任务。事实上,在相当长的历史时期里,医学与宗教、巫术是混杂在一起的。

早期的基督教文献《十二使徒遗训》(Didache)中就有谴责流产的论述。奥古斯汀(Augustine)和哲罗姆(Jerome)都阐述过生命开始的问题。巴拿巴(Barnabas)的使徒书中有关于避孕的讨论。早期教会中都有在教皇下工作的男执事和妇执事,负责发放救济物和看望病人的工作。4 世纪,东罗马帝国建立了医院。当基督教道德应用于护理和治疗时,两个相关但又有区别的主题出现了,即基督教慈善和基督教医学伦理学,并成为西方医学伦理学的一个重要组成部分。

公元 4 世纪以后,由于基督教从模糊的耶稣信仰转变为罗马帝国的正统崇拜,基督教的慈善机构也得到了强化。罗马帝国衰亡后,这些慈善机构保存下来,并在东西方基督教以不同的轨迹演化成为医院。在东方各种类型的医院(hospitals)继续存在:有为病人服务的,也有为孤儿、老人和盲人服务的,并成为城市的重要部分。医院允许非教会的一般医务人员在医院里工作。

中世纪,僧侣在 hospitals 中照顾病人,强调医学的慈善目的是僧侣活动的综合部分之一。奥古斯汀认为医生应当全心照顾病人,否则医疗活动就将是残酷的实践。高度理想化的希波克拉底被基督教当做道德医生的榜样。

在医学伦理学上,天主教与希波克拉底传统有着历史联系。尽管早期的基督教文献中很少有涉及希波克拉底的著作和思想,但在公元 4 世纪,康斯坦丁时期开始,基督教思想与希腊思想有了交流。文献中常可见基督教与希波克拉底相互影响的痕迹。如 4 世纪的著名神学家哲罗姆的著作中论述了希波克拉底的医学思想,并且他认为医疗保健应是牧师职责的一部分。

中世纪早期由于医学受宗教影响,故医学道德也是置于一般道德神学中加以讨论的。到了中世纪顶峰时期,阿奎那和其他神学家建立起了系统神学的体系,关于医生义务的论述开始出现在牧师的手册和有关道德神学著作中。10 世纪以前的一些有关医学伦理学的规定反映了僧侣或牧师医学的理想,如鼓励医生在治疗过程中同等地对待穷人与富人,医生要有同情心,不要考虑回报,重视精神奖励等。

教会不仅对医生的道德有所要求,也加强了对医生治疗程序的控制。1225年,拉特兰宗教会议(the Lateran Council)提出医生治疗病人前应劝告其先去看牧师。为了避免模棱两可和确保依从,教皇 Pius 五世于 1566 年颁布法令,要求医生不应继续治疗那些在第三天仍无忏悔证明的病人。医生若违背该法令,将丧失其行医执照并从医生协会中除名。颁发医疗执照的机构也要求毕业生允诺不违背这一规则。1621 年,Paulo Zacchia 出版了第一本专门论述医学伦理学的基督教书籍《医学法律问题》(*Quaestiones medico-legales*),第一次把法律和牧师在医学实践中的重要性这两个方面的问题联系在一起。

19 世纪和 20 世纪,牧师医学或医学伦理学在教会内有所发展。19 世纪末,Joseph Antonell 出版了《牧师医学》(*Medicina Pastoralis*)。1922 年,Patrick Finney 出版了《医院实践的道德问题》(*Moral Problems in Hospital Practice*)。20 世纪 50 年代出版了大量的医学道德手册,讨论和定义了医学实践中有罪的行为,其目的在于协助卫生保健工作者的工作。教皇 Pius 十二在训谕和书信中,经常讨论和论述医学实践中的道德问题。

20 世纪 50 年代以后,道德神学更加关注生活,德国现代著名神学家 Kar Rahner 强调了以人类为中心的方法。1954 年,罗马高级神学研究机构 Alphonsion 学院的道德神学教授哈林(Bernard Häring)发表了一部有影响的道德神学著作《基督的规则》,也强调了道德神学应该是生命中心论的。Fathers Fuchs 和 Lemmer 的论文以及 Lisa Cahill 和 Monica Hellwig 对论文的评论反映了道德神学 20 世纪 50 年代以后的发展,并且阐明了天主教传统医学伦理学中神学背景。Fathers Fuchs 在其论文《天主教的医学道德神学》中阐述了天主教应该在哪里去寻找伦理学的知识和智慧,天主教医生应该在哪里去发现医学伦理学问题的答案。他强调了道德的自然法则是医学伦理学的基础。

当代的天主教医学伦理学有 5 个基本原则。第一,乘务员原则(the principle of stewardship):既然人的生命来自上帝,那么从道德上说,没有人能掌握他或她自己的身体,人仅是具有保护和培养精神及躯体上人的责任的乘务员。第二,生命神圣原则(the principle of the inviolability of human life):既然生命是上帝的,人只是乘务员,那么生命是神圣的和不可侵犯的。第三,整体性原则(the principle of totality):认为部分的存在是为了整体的善,若需要时,为了整体的善可牺牲部分的利益,但天主教的这一原则仅限于应用于个人的整体利益,不能扩大到为了整个社会的利益而牺牲个体,因此天主教不赞成"为了社会的利益"就允许人体实验,或把一个人的器官移植给另一个人。它也不赞成为了母亲的利益而堕胎。第四,性和生殖原则(the principle of sexuality and procreation):天主教认为人的性功能与人的其他功能一样,必须符合上帝的目的和该功能的自然目的,天主教道德神学认为性功能有两个目的,其一是生殖哺育孩子,其二是婚姻纽带内爱的表达。第五,双效原则(the principle of double effect):若允许某一行为产生某种"间接"的恶的后果,必须至少满足4个条件:该行为本身在道德上必须是好的;这种恶的效果不是产生好作用的手段;恶的效果不能主张,仅能容忍;有适当的执行理由。

从罗马教皇时代至今,天主教会一直对人类疾病和痛苦的事务保持着强烈的兴趣,对于许多医学伦理学问题都有论述,是西方医学伦理学的一个重要组成部分。西方三大宗教传统犹太教、天主教和新教都是律法主义的,即将道德原则凝固化为律法。人们面临的每个需要做出决定的道德抉择,都充满了先定的一套准则和规章。法定的和习俗的律法积聚起来,形成规则,解决的办法早已预先确定,在《圣经》或忏悔神父手册中查找便是。这种律法主义也渗透入医学伦理学之中,在西方医学伦理学中,医生的行为是否合乎道德,也往往依据现存的律法化了的道德准则,如一些主张遵循生育自然法的道德家们,反对产科医生给已分娩的患心脏病的母亲结扎输卵管,因为这将违背生育自然法,是不道德的,尽管这位母亲再次怀孕将有生命危险。这种僵化了的道德原则或准则,面对不断变化和发展的医学实践,往往力不从心;而发展变化中的医学实践又期望得到医学道德原则的支持,以证明是符合人类利益的。于是,一方面,医学伦理学的原则或准则不断被修订,以满足医学实践的需要;另一方面,人们试图寻求建立新的医学伦理学理论,来解决医学实践中所遇到的道德难题,如境遇伦理学。

四、医学的社会功能:医疗行善的功利主义解释

1. 医疗行善:实现自我价值的途径

儒家"穷则独善其身,达则兼济天下"的思想,为历代知识分子所信奉。此处"穷"并非仅指生活穷困,更主要的是指处于逆境时的洁身自好,保持高尚的道德情操。因此,当儒家知识分子在受到不公正待遇,不能为国家服务时,一些人便隐于医林,通过行医施药来济世救人,实现其自我价值。于是,贾谊说:"古之至人,不居朝廷,必隐于医卜。"范仲淹认为:"大丈夫之于学也,固欲遇神圣之君得行其道……能及大小生民者,固惟相为然。既不可得矣,夫能行救人利物之心者,莫如良医。果能为良医也,上以疗君亲之疾,下以救贫民之厄,中以保身长全。在下能及大小生民者,舍夫良医,则未有之也。"[38]

范仲淹"不为良相,则为良医"的名言,鼓舞了许多失意的官吏和不第儒生从官场和经学转向医学。正如左元丰在《风科集验名方·序》中所指出:"达则愿为良相,不达愿为良医。良医固非良相比也,然任大责重,其有关于人之休戚则一也。"明代医生黄碉也认为:"医,仁术也,苟精之,亦足以济人,岂必官可行志乎?"在这种思想的影响下,许多攻举业不第者的儒生转向医学,通过医疗行善来体现自己的人生价值,不少人成为了著名医家,如刘完素、李时珍、喻昌、汪昂、吴瑭等,不胜枚举。

2. 行善与行孝:从个人到家族

中国古代社会基本上是一个以血缘关系为纽带、一家一户为生产单位的小农经济社会。中国文化十分重视家庭和家族和睦与发展。儒家的"仁爱"思想也充分地反映出这种与宗族血缘关系密不可分的特点。儒家"仁"的最初含义就是基于宗法血缘的亲子之爱。《国语·晋语》载:"爱亲之谓仁。"孟子说:"仁之实,事亲是也。"(《孟子·离娄上》)所谓事亲就是"孝"。

儒家将"孝"作为社会最基本的道德规范,并认为"夫孝,德子本也,教之所由生也"是"至德要道"[39],因为"人之行,莫大于孝"。由于医学能疗君亲之疾,因此儒家将掌握医疗保健知识视为尽孝行善的重要内容。皇甫谧说:"若不精于医道,虽有忠孝之心,仁慈之性,君父危困,赤子涂地,无以济之。此固圣贤所以精思极论,尽其理也。"(《甲乙经·序》)这种以医为孝的观念成为了儒家的一种传统,也是许多儒生弃儒攻医的重要原因。

南北朝时期的医家许道幼,因母疾而习览经方,遂精医术,成为名医。他认为:"为人子者尝膳视药,不知方术,岂谓孝乎?"唐代著名文学家王勃在为《难经》所作的序中写道:"为人子者,不可不知医也"。由于他的文学家地位和影响,尽孝当知医的思想流传很广。金元四大家的从医无不受"孝"的影响。刘完素家贫,母病求医三次不至,失去治疗机会而死。刘完素遗恨万分,从而改攻医学。张从正将其医著取名为《儒门事亲》,清楚地反映出他以医为孝的思想。朱丹溪"三十岁时因母患脾疼,众工束手,由是有志于医"。李杲为其母治病,请过多位医生诊疗,奈庸医杂药乱投,其母遂死,但仍不知所患何病。李杲因此为自己不懂医药而痛悔,于是,以千金为赞,拜张元素为师学医。明代王纶亦因父病而习诵医经本草,他说若不懂医药,父母至亲朋友患病时,便"疾至而不识",故不能以仁推及于至亲,或"携友于死生",所以,"儒者不可不兼夫医也"。

"孝"作为一种道德规范对医药活动的影响远非限于医生的从医动机,它也涉及一般人的医疗活动和风俗,如古代的"尝药"传统。《礼记·曲礼下》曰:"君有疾饮药,臣先尝之;亲有疾饮药,子先尝之"。《文王世子篇》言及王疾,"疾之药(世子)必亲尝之"。于是,臣尝君药,子尝父药便成为了一种忠孝礼义的规矩。如《汉书·晁错传》载:"太后尝病三年,陛下不交睫解衣,汤药非陛下口所尝弗进。"《王莽传》说:"父大将军风病,莽侍疾,亲尝药。"

中药在古代又有毒药之称,这反映出古代医生已经认识到许多药物的治疗作用和毒性作用之间只有微小的差别。《孟子·滕文公上》说"若药不瞑眩,厥疾不瘳",可见药物的治疗剂量往往接近其毒副作用的剂量。因此,用药不慎将导致严重后果。为了避免可能出现药物的不良反应,在患病的父母服药之前,儿女先尝成为了一种传统,以体现儿女的孝心和善行。

3. 从宗教慈善机构到民间保健组织

前已述及,中国古代两种主要宗教——道教和佛教都认为医疗是一种行善活动。佛道的"功德"、"慈善"思想,导致了以医传教的推广,通过用医疗解除人们病痛来期望人们皈依宗教。同时,道教和佛教也建立了专门收容和照顾病人的机构,以体现其慈悲为怀、普度众生的精神。如隋代佛教徒那连提黎耶舍(卒于589年),创建了收容麻风病人的疠人坊,唐代僧人释智岩"后往石头城疠人坊住,为其说法,吮脓洗濯,无所不为"。后来许多佛教寺院设立了悲田养病坊,对促进民众的医疗保健有一定的积极作用。另外,除寺院道观设立行善机构外,一些宗教信徒在乐善好施思想的影响下,也建立了照顾病人的慈善机构,以此行善积德。如南齐时,"太子与竟陵王子良俱好释氏,立六疾馆以养穷民……贫病不能立者,于第北立廨收养,给衣及药。"虽然,宗教是通过医疗行善来传播其教义,但在客观上也促进了民间医疗机构的产生和发展。

宋明理学的兴起,扩大了儒学对医学的影响。由于医学的济人利事与儒学的仁孝忠恕正好符合封建社会的伦理道德标准,因此以医济世成为许多儒生的目标。宋仁宗时期的尚药奉御赵从古说:"儒识礼义,医知损益,礼义之不修,昧孔孟之教,损益之不分,害生民之命。儒与医岂可轻哉?儒与医岂可分哉?"这种医儒同道的思想也推动了民间医疗机构的发展,如宋代著名文学家苏轼在杭州建立了"安乐"病坊,以照顾和治疗疫病流行时的病人。

4. 行善策略:政府"仁政"的良方

由于医疗保健是救死扶伤的善行,涉及广大人民的利益,能反映政府对社会福利的重视,所以中国历代统治者都将施医舍药作为体现其"仁政"的一项重要策略。历代政府的施医舍药措施主要包括以下几方面。

宽疾:《周礼》将"宽疾"作为保息安养万民的策略之一,政府免除病人一定的社会义务,反映出对待百姓的仁爱和照顾。在疫病流行期间,政府通过减免租赋,开仓放粮,营救饥者,使百姓蒙享皇恩。如西汉元康二年(公元前64年)宣帝诏:"今天下颇被疾疫之灾,朕甚愍之,其令郡国被灾甚者,毋出今年租赋。"这种宽疾安民的策略一直为后世统治者所重视。

赐致医药:赐致医药是皇帝和政府官员实施仁政的最好体现,尤其是在瘟疫流行期间,赐医舍药能起到缓解百姓疾苦、稳定民心的作用。如东汉官员钟离意在建武十四年(公元38年)会稽大疫时,巡行视病,赐予医药,而且"恐医小子或不良毒药齐贼害民命,先自吞尝,然后施行。"[40]南朝刘宋时期,为控制疫病流行,文帝多次颁诏赐医,遣使存问并给医药,开创了政府承担流行病防治责任的先河。

颁布医方:隋唐以前,医学知识的传播十分有限,普通民众缺乏必要的医药知识,这种状况在唐代得到了改变。从唐德宗颁布"广利方"的敕令中,可以清楚地显示封建帝王将医疗行善作为仁政爱民的重要措施:"立国之道,莫重于爱民。育物之心,期臻于寿域。故安其性命,顺其节宜,使六气不差,百疾不作,斯救人之要业。朕以听政之暇,思及黎元,每虑温淫不时壅郁为疴,或辟远之俗难备于医方,或贫匮之家有亏于药石,失于救疗,遂至伤生。言念于兹载深忧轸属,阳春在侯,寒暑之交,闾里之间颇闻,疾患每因服饵尤感予衷。遂阅方书,求其简要,并以曾经试用累验其功,及取单方务于速效,当使疾无不差,药必易求,不假远召医工可以立救人命。因加纂集,以便讨寻,类例相从,勤成五卷,名曰贞元集要广利方。宜付所司即颁下州府,闾阎之内,咸使闻知。"[41]唐代这种向民间颁布医方的措施为后世所承袭。它不仅体现了政府爱民行善,也对医学知识的传播和普及起到了积极作用。

设立病院和慈善机构:西汉元始二年(2年)郡国大旱蝗,汉平帝诏:"民疾疫者,空舍邸第,为置医药。"这是我国较早专为民治病的临时医疗机构。魏晋南北朝时期,由于传染病流行猖獗,刘宋政府颁诏赐药宽役,如北魏太和二十一年(497年),帝诏曰:"有废固之疾,无大功之亲,穷困无以自疗者,皆于别坊遣医救护,给太医师四人,豫请药物以疗之。"永平三年(501年)诏曰:"可敕太常……别立一馆,使京畿内外疾病之徒,咸令居处,严敕医署,分师疗治。"[41]

宋代的医疗慈善机构增加。如宋真宗时期"初置养病院",仁宗景佑四年(1037年)苏舜卿上奏请求"依有唐故事、置悲田养病坊"。此外还有收养鳏寡孤独的慈善机构,"嘉祐以前……京师有东西福田院,以收养老幼废疾,至嘉祐八年

（1063年），又增置南北福田，共为四院"。元朝的惠民药局是以官钱置本，收息市药救治贫民疾病的机构。明清时期政府设有养济院为贫病无依者提供帮助。

历代王朝将医疗行善作为体现其仁政、爱民的重要内容，通过赐医给药、颁布方书、设立病院等，对保障人民的健康起到了一定的积极作用。但也应看到，这些措施大多时行时停，缺乏统一管理，其效果亦十分有限。

以上四个方面可以充分反映出在儒家文化的氛围中，医疗行善的意义不仅只是医生履行自己的义务，帮助病人恢复健康，而且融汇于社会文化生活之中，成为以家族为中心的社会伦理的一个有机构成。

五、社会文化批评传统

关于医学的讨论并不限于医学教授和开业医生。中外历史上不少哲学大师、文人雅士对当时的医学多有评述。在柏拉图的《理想国》中，苏格拉底说阿斯克雷比亚并不试图治愈由疾病导致的身体残疾，认为即使医神也不想让人痛苦地活着，或者允许体弱多病的父亲生出更加体弱的儿子。由此，柏拉图被认为是安乐死的最早倡导人。此外，一本传记记载，亚历山大利亚时期著名医生埃拉西斯特拉塔在被诊断罹患了不可治愈的癌症时，他选择了自杀而不愿意遭受不可避免的身体衰弱[42]。中世纪宗教医学占据有重要地位，世俗医学亦受到宗教思想的影响，中世纪的学者们认为医学研究亦是基督智慧的一部分。如同"第一哲学"治愈人类灵魂一样，医学是"第二哲学"，可治愈身体。阿奎那进一步论及了医生、医术与健康和疾病的关系，指出："健康有时是借助一种外在的原理即医术而取得的；有时是借助内在的原理，例如他是被自然力治愈的时候……就像自然通过改变、通过消化、通过排除致病的物质来治疗病人，医术也是这样……外部的原理——医术，不是作为第一原理，而是帮助作为第一动因的内部原理来发挥作用的，即为内部原理提供工具和辅助，使内部原理发挥作用的时候可取而用之。因此，医生的作用是增强自然之功，借用了自然为其自身目的而提供的食物和药物。"[43]

文艺复兴时期人文主义者的新视角，不仅将解剖、生理学置于医学教育的中心位置，而且对经院哲学影响下的医学提出了诸多批评。达·芬奇虽热心于解剖生理的研究，但对当时的医学不屑一顾，认为医生贪财却没有能力作出可信的诊断，并认为人们避开医生和他们开的药反而有利于个人健康。蒙田（Montaigne）也对医疗诊断、所描绘可能的疾病原因以及治疗药物多有疑虑。他认为病人的无知使得医生把成功归于对他的信任，而将失败归咎为命运不佳。

　　蒙田特别喜欢观察医生的争论。他列举了一个医学古代争论的例子:希洛菲利(Hierophilus)提出疾病的起因在体液;埃拉西斯拉特(Erasistratus)认为在动脉中的血液;阿斯克雷比亚德(Asclepiades)主张是流动在身体空隙里不可见的原子;阿尔克马翁(Alcmaeon)则相信是我们身体能量的充沛或缺乏;迪奥克勒斯(Diocles)认为是身体元素的不平衡和我们呼吸空气的质量;(Strato)认为是由于我们摄入的食物是否充足、成熟和腐败;希波克拉底提出疾病的起因在精神。蒙田因此评论道:"若我们算错太阳的高度或一些天文计算的疏忽都没有太大的危险,但在医学上,我们身体是存亡攸关的,让我们自己听由如此之多相互矛盾的空谈摆布和鼓动是不明智的。"另一个文学大师莫里哀以类似的情绪写道,一个医生意味着以他所做的任何方式来祛除疾病,"最好相信在这个世界上,他将干掉你和杀死你,他将这样做,就像他已对他的妻子和孩子所做的那样,如果时机凑巧,他也会给自己来上一下。"[44]

　　在启蒙思想的影响下,一批社会改革家与医学改革家将目光从疾病治疗转向更广泛的公共卫生和预防医学领域。随着工业化、城市化的进程,工厂、兵营、轮船、监狱、医院、寄宿学校等公共场所的卫生问题凸显出来。社会医学的倡导者弗兰克将启蒙思想、开明的专制主义与务实的公共卫生改革结合起来,提出尽可能繁衍人口,保证公众健康,增强百姓的劳动能力是国家的最大利益。他在 1790 年发表的演讲《人类苦难:疾病之母》(De populorum miseria: morborum genitrice)中,弗兰克阐述了他的基本思想,即只有将政府权力与医学知识结合起来,形成合理的卫生措施,才能有效维持人力资源。为了百姓的福利,医生必须在国家医学体系中担当自己的责任。与此同时,他也强调了对待个体病人,医生则应当关爱人性,减轻病人痛苦,安慰医治无效者[45]。

　　19 世纪的欧美社会改革家,通过鼓吹健康生活方式来进行社会的道德改革运动。他们提倡订阅健康杂志,改善饮食方式,参加身体锻炼,节制性生活,戒烟禁酒等来增进健康。他们坚信预防优于治疗,告诫人们只有遵循上述原则,才会有良好的身体状态。与此同时,他们也批评医学的无能,宣称"如果把所有的药物都倒入大海,那么,这对人类是一大幸事,但对鱼类却是一大灾难"。

　　不过,随着 20 世纪医学技术的发展,社会批评家们又发现,患致命疾病病人的死亡权利却成为了一个衡量医学技术与价值的重要问题。韦伯(Max Weber)认为,医学陷入困境的原因是它既想要最大限度地维持生命又想要最大限度地减少痛苦。韦伯指出:"这是有问题的,医生动用他的手段维持患致命疾病的病人的生命,即便病人恳求我们放弃他的生命……生命是否以及何时是值得存在的——医学没有问这个问题。"[46]

参 考 文 献

[1] 黄帝内经素问.北京:人民卫生出版社,1979:558.

[2] F. Adams. The Genuine Works of Hippocrates, Baltimore: The Williams & Wilkins Company, 1939:1.

[3] 恩格尔哈特.生命伦理学的基础.(范瑞平译)湖南科学技术出版社,1994.

[4] 李伯聪.扁鹊和扁鹊学派研究.西安:陕西科学技术出版社,1990.

[5] 司马迁.史记·扁鹊仓公列传.北京:中华书局.1977.

[6] 梅汝莉,李生荣.中国科技教育史.长沙:湖南教育出版社,1992:23.

[7] 史文仲,胡晓林.中国全史·卷一.北京:人民出版社,1994:37.

[8] 杨宽.战国史.上海:上海人民出版社,1983:482.

[9] 傅维康.中国医学史.上海:上海中医学院出版社,1990:93.

[10] 俞慎初.中国医学简史.福州:福建科学技术出版社,1983:39.

[11] 石大璞.医学中的伦理纷争.西安:西北大学出版社,1993:28.

[12] 潘希熊.走向死亡,谁说了算.中国科学报,1995-11-8.

[13] 郎需才.考扁鹊的治疗方法及六不治.吉林中医药,1981,3:61.

[14] 段逸山.医古文自学应考必读.上海:上海中医学院出版社,1992:30.

[15] King L. Development of Medical Ethics. New Eng,1958,285(10):480-486.

[16] Unschuld P. Medical Ethics in Imperial China. Berkeley and Los Angeles University of California Press. 1979.

[17] 郑天挺.左传选·昭公元年.北京:中华书局,1979:238.

[18] 马继兴.马王堆古医书考释.长沙:湖南科学技术出版社,1992:204,304.

[19] 范晔.后汉书·方术列传.北京:中华书局,1973:27-35.

[20] 黄帝内经素问.北京:人民卫生出版社,1979:79.

[21] 孟子·滕文公上.上海:上海古籍出版社,1991:34.

[22] 李中梓.医宗必读·卷一.北京:中国书店,1987.

[23] Sigerist H. A. History of Medicine. Vol 2. Oxford University Press,1961:44.

[24] Wikler D. 生命伦理学和社会责任.医学与哲学,1997,18(10):546.

[25] 梁漱溟.中国文化要义.上海:学林出版社,1987:69.

[26] 李本富.医学伦理学.北京:北京医科大学中国协和医科大学联合出版社,1996:41-42.

[27] 灵枢.北京:人民卫生出版社,1963.

[28] 张仲景.伤寒论.北京:人民卫生出版社,1963.

[29] 孙思邈.千金要方.北京:人民卫生出版社,1983:476.

[30] 周一谋.历代名医论医德.长沙:湖南科学技术出版社,1983:212.

[31] 范晔.后汉书·方术列传.

[32] 汉书·董仲舒传.

[33] 陈实功.外科正宗.北京:人民卫生出版社,1982.

[34] 徐大椿.医学源流论.北京:人民卫生出版社,1980.

[35] 喻昌医门法律. 上海:上海科学技术出版社,1983:7-8.

[36] 王明. 抱朴十内篇校释. 北京:中华书局,1980.

[37] 张杲. 医说. 上海:上海科学技术出版社,1984.

[38] 李良松,郭洪涛. 中国传统文化与医学. 厦门:厦门大学出版社,1990:25-26.

[39] 孝经·开宗明义. 杭州. 浙江古籍出版社,2011.

[40] 太平御览. 第二册. 北京:中华书局影印,1985.

[41] 梁峻. 中国古代医政史略. 呼和浩特:内蒙古人民出版社,1995:9.

[42] 玛格纳. 医学史. 第2版. 上海:上海人民出版社,2009:92.

[43] 陈嘉映. 西方大观念. 北京:华夏出版社,2008:935.

[44] 陈嘉映. 西方大观念. 北京:华夏出版社,2008:934.

[45] http://www.socialmedicine.org/2008/09/03/history-of-social-medicine/the-peoples-misery-mother-of-diseases- johann-peter-frank-1790/.

[46] 陈嘉映. 西方大观念. 北京:华夏出版社,2008:937.

> 所有的宗教、艺术和科学都是同一株树上的分支。他们都是为了升华人的生命,把人的生命从物质世界提升出来,并把人类引向自由王国。
>
> ——爱因斯坦

第三章　　医学人文传统的断裂与复归

20 世纪医学技术的进步极大地促进了人类的医疗保健事业。现代医学已成为囊括探索生命奥秘、防治疾病、增进健康、缓解病痛的一个庞大的综合体系。然而,具有讽刺意味的是,当人类在享受现代医学技术提供日益增多的保健服务的同时,人们却对医学的非人性化趋势产生疑惑并提出越来越多的批评,呼唤重新审视医学的目的和价值,期盼医学人文关怀传统的复兴。

一、技术至善主义:医学的异化

由于医学的目的是救治在病痛中挣扎、饱受躯体疾患和精神痛楚折磨的病人,因此,医生除了应具备有用而必要的知识之外,"还应当具有优秀哲学家的一切品质:利他主义,热心、谦虚、冷静的判断、沉着、果断、不迷信。"[1]自古以来,医学就一直被认为是最具人文传统的一门学科,医生是最富含人情味的职业。在中国古代,医学被称为"仁术",医生被誉为"仁爱之士",行医治病、施药济人被认为是施仁爱于他人的理想途径之一。在西方,古希腊医学家希波克拉底认为"医术是一切技术中最美和最高尚的",强调人体的整体性、人体与自然的和谐统一是古代东西方医学思想的共同特征,古代医生在治病过程中并不囿于有病部位的治疗,而是主张机体的整体性康复。他们相信"人体是由其本身的各个部分的一致而又交流着的知觉环构成的,当其中任何一部分受到侵袭时,整个身体都可能受到影响。……因此即使是人的很小部分受伤,全身就感到疼痛,因为各部分是相互联系的。"[2]所以,医生不仅应当注意有病部位的治疗,而且也应当关爱病人。病人躯体上的不适往往也导致精神上的痛楚,更何况疾病有时被视为上苍对人类不良行为的惩戒,病人从而遭受到躯体和精神上的双重折磨,所以医生舒缓病人的精神压力也有益于躯体疾病的康复。古代医生强调对医疗技术的热爱与对病人的热爱两者之间的密切关联,一方面是因为他们相信医术的目的就是解除病人的痛苦,或者至少减轻病人的痛苦;另一方面则是由于他们缺乏有效的治疗和缓解病痛的手段,于是他们在竭力为病人寻求治疗和缓解病痛的措施的同时,更注重对待病人的态度和行为方式,通过对病人的同情、关心、安慰等,给予病人情感的关照。

医学人文精神传统不仅在医生的治疗活动中延续,也凝结成稳固地体现慈善、博爱精神的医学建制——医院。在医学史上,无论中外,医院的兴起无不与仁爱、照顾和关怀相关。古罗马时期的一位慈善家,为护理贫病交加的患者,变卖了自己的财产,创办了第一家医院。我国北宋时期文学家苏轼,在疫病流行期间,为照顾无家可归的病人,创办了"安乐病坊"。还有欧洲中世纪的"修道院医院"以及法国大革命时期兴办的"普通医院",都以照顾和医治贫困病人为己任,充溢着人道主义的关爱之情。

20世纪以前的医学,在疾病诊治方面的能力十分有限,即便是在医院,也只不过是一种规范化的照顾程序。在20世纪,医学发生了巨大的变化。现代化医院里装备了各种诊断仪器和设备,从X射线、心电图、电镜、内镜、示踪仪、超声诊断仪,到自动生化分析仪、CT扫描、正电子摄影(PET)、磁共振成像(MRI)。医生们凭借这些仪器设备能准确、动态、自动地诊断、分析疾病原因和机体的功能变化。肾透析机、心肺机、起搏器、人工脏器等在临床治疗中发挥着重要作用,化学药物、器官移植、生殖技术、介入性治疗等提供了多种有效治疗手段。不断涌现的现代化诊断、治疗技术将医生的注意力从关注病人吸引到寻找致病原因、分析偏离正常值的数据、发现细胞或分子的结构和功能变化上。为了更准确、有效地诊治疾病,按疾病的不同位置或类型分类的临床专科和亚专科纷纷建立,在此病人被简化为因机体的某一部位损伤或功能失常需要修理和更换零件的生命机器。为了便于现代化医院的管理,病人的姓名也被半军事化的番号所取代,病人的个性化被疾病分类的统一化所溶解。医学专业化的发展导致了医疗保健程序的分解,在现代医学的词汇中病人一词被分解为病因、病原、症状、体征等单个的词素,病人的痛苦被转化为检验单上的数值和各类影像图片。于是,作为一个整体的病人就这样逐渐地在现代医学诊疗过程中被慢慢消解了。尽管对病人的关照依然被提及,但那已是现代医学技术范畴之外的事情了。医学中的人文精神在现代科学技术洪流的冲刷下失去了往日的光彩。

20世纪以前,医学技术的进展是相当缓慢的,医生们凭借有限的药物和实践中摸索的经验,为病人解决力所能及的问题。到20世纪,这种局面发生了根本性的变化,医学不仅获得了消灭、控制疾病的武器,而且还掌握了操纵生命的密码。随着医学技术的飞速发展而形成的"技术至善论"将人们锁定在医学"能做,必须做"的雄心勃勃的幻想中:人类可以消除一切病痛、人的所有器官都像机器的零件一样损坏后可以更换。新技术对医生的行为和医患关系产生了深刻的影响。不断更新的诊疗技术导致了医生花费更多的时间在实验室,而不是在病人床边聆听病人的陈述和与病人交谈。医生更加关注躯体问题而忽视病人的情感,因为躯体问题能被测量,情感问题则不能,而且医生们相信如果躯体问题解决了,其他问题都将迎刃而解。简而言之,现代医学试图以技术去消解医学的非技术维度。

现代化医院的环境也似乎很难有助于重视精神的价值。日常工作由机械性的拨号、按钮和计算机统治着,所有操作都是必不可少的甚至是至关重要的。诊断治疗的机械化、自动化、计算机化使医生远离病人的非技术接触,导致了医疗程序的非人格化、装配线化、超市化。死亡被看做是分子的瓦解,疾病被看做是细胞或分子结构和功能的异常。医院的操作程序很少关注病人的感觉,这或许应归结为尚未发明出对恐惧、苦恼和不悦检验的有效仪器。由于时间就是金钱,那么,在提高效率的名义下,给予病人个人的时间被压缩到最少。在强大时间压力下,面对候诊室外排满病人而感到精疲力竭的医务人员不可能是同情的来源。此外,还有医学发展本身未料到的后果:医源性和药源性疾病——由于药物或诊断治疗过程而导致的疾病的增加。重视药物治疗,轻视其他控制疾病环节的管理,导致人们把全部信赖寄托在依靠药物和手术治疗上,以至于造成以药物保障健康的现代迷信。美国有人报道,有30%~40%的手术是不应该做的。在成千上万种药物中,确切有效的仅占10%,可有可无的占30%,根本无效的占60%。英国的类似研究表明确实有效的药物只占15%[3]。盲目地依靠诊断仪器数据而不全面询问、检查病人也导致了临床误诊率的上升。

值得注意的是,张扬技术至善主义背后的潜在动力是追求更大的经济利益。毫无疑问,高技术将带来高利润,在此医学界与药厂和生物技术公司分享共同的喜悦。自从10年前开始基因治疗的临床试验以来,基因治疗的功效被广泛鼓吹,但在数百个基因治疗试验中,至今还没有任何一例毫不含糊地证明其具有临床疗效。尽管我们必须承认科学探索并非坦途,需要付出艰苦的努力甚至失败的代价,然而也应当警惕高技术的负面影响,警惕一些不切实际的承诺会对所有关注这一领域的人们产生的消极作用,并导致做出有悖于科学、患者和社会最好利益的决策。令人不安的是,这种因利益冲突而导致的客观性缺乏,不仅牵涉到个人,也牵涉到学术机构。例如在 2000 年的美国《科学》杂志上,发表了一篇题为《基因治疗者们,先治治自己》的社论。社论的作者是普林斯顿大学的医学教授、前任美国人类基因学会(ASHG)主席 Leon E. Rosenberg。他对于最近广为报道的几起基因治疗试验中患者死亡的事故极为关注,并且对于基因治疗中的急功近利,以及诱导公众对基因治疗产生过高期望的倾向提出警告。虽然我们不能由此全盘否定基因治疗这一临床医学领域的研究成果,但它提醒我们应当以更严格的科学态度来审视它。

我们还应当看到,目前某些备受推崇的"高技术"其实既不高明也不高效,或许只是费用高额而已。美国著名医学家刘易斯称之为"半吊子技术"(halfway technology),如冠状动脉搭桥术后常出现再狭窄,病人的生活质量也不高,冠状动脉腔内成形术(PICA)也是如此,此外还有重症监护病房(ICU)中那些躺在病床上使用着人工呼吸器、身上插满各种管道的濒死病人。美国学者报告,他们的卫生经费有一半用于挽救仅存活半年的病人身上,而目前尚有 4000 万人缺乏基本的医疗保障,其中一半以上是儿童[4]。由此可见,医疗费用虽然在某种程度上与生命存活时间成正比,但并不一定能有效地改善生命质量和健康状况。临床医学强调广泛而昂贵的治疗虽然挽救了某些危重病人的生命,延缓了死亡的进程,但并不能从根本上解决健康问题。随着时间的进展,人们开始认识到,单纯无条件地依靠医疗技术来保护和延长生命是有欠缺的,这种脱离了病人去治疗疾病,将病人视为"肉体物质"或"生命机器"的倾向,可能导致医疗保健的畸形发展,给病人和社会带来沉重的经济负担。医学的异化越来越受到人们的批评:专科化消解了整体性的人,技术化忽略了人的心理,市场化漠视了人的情感。如何解决发展高新技术与适宜技术之间的矛盾,协调关心病人与治疗疾病之间的矛盾成为现代社会亟待解决的问题。

二、医学人文关怀:急切的呼唤

尽管医学在 20 世纪已经取得了辉煌的成就,然而当下人们对医学技术进步的回应却是"做的越好感受越坏"[5]。20 世纪 70 年代以后,人们不再盲目乐观地为医学技术的成功而摇旗呐喊。人们开始关注人工肾、心脏移植等高技术应用带来的稀有卫生资源分配的公正问题,开始担忧试管婴儿、脑死亡标准产生的负面效应,开始对遗传工程和生物技术发展的不良后果出现恐惧,对医疗保健非人格化的倾向表示不满,对不堪重负的医疗费用和卫生资源分配不公提出批评。在这种情况下,人们对于通过发展医学技术来提高和改善健康水平和生命质量的承诺感到失望,对于现代医疗保健制度的效益和公正性提出怀疑。有学者指出:"医学有时似乎由主要对发展它的技术能力感兴趣的精英领导,而他们很少考虑它的社会目的和价值,更不用说病人个体的痛苦。"[6]也有学者感到,"正如我们不相信军火工业的目的是保卫国家安全一样,我们也难以相信医药保健产业的目的是为了增进人类的健康"[7]。他们批评现代医疗保健体系已演变成为"医疗产业复合体"(medical-industrial complex),批评在自由市场经济体系中,"高技术-高费用-高利益"已成为"医疗产业复合体"的目标。因此,毫不奇怪,自20世纪70年代以来,公众日益增加对"医疗产业复合体"的反感,而乐于接受更人道地对待他们的传统医学或自然疗法。

为此,医学界和社会上的有识之士急切地呼唤医学需要新的转向,需要重新定义医学的目的,需要人文精神的关注[8]。20世纪70年代在西方国家出现的病人权利运动、自我保健运动、自然疗法运动、整体医学运动,生命伦理学的诞生和发展,以及70年代后期生物-心理-社会医学模式的提出,都充分地显示出医学已开始出现新的转向,即从在生物学因素方面探寻疾病的原因和治疗的倾向,向立体化、网络化、多维度地审视健康和疾病问题转向。与此同时,随着生命科学研究的深入,人们更加清楚地认识到生物机械论的局限性和人的整体有机联系。医学界涌动着回归人、回归社会、回归人文的思潮,强调医学的目的是以人为本,医学不仅只是对疾病的治疗,而且更需要对病人的关怀和照料。

然而,要扭转长期以来生物医学模式所形成的思维定势并非易事。即使到目前,许多医生并未充分认识到生物医学模式的局限性,不理解医学本质和价值。在技术社会中,人们强调硬科学的定量资料,回避模糊性和多元化,对生命的价值和疾病的意义等哲学问题感到窘迫。但就医学而言,由于它经常面对病痛与死亡,若医生忽视病人的价值、不探求生命的意义和医学的目的,其后果是难以想象的。

好医生是承诺对病人实施最好的保健的医生。现代医生面临的挑战是在科技知识和人文素养之间保持平衡。解决这一问题的最重要一步是强调成为一个医生不仅需要自然科学知识,而且也需要人文社会科学知识。古希腊医学家希波克拉底(Hippocrates)说,你对待人的最好方式是你对他们的爱,对他们的事情感兴趣。美国著名医学家、人文主义者奥斯勒(W. Osler)指出,"作为医生需要不断提醒自己,在看病人时,应当坐下来,哪怕只是30秒钟,病人会因此放松,更容易交流思想,至少感到医生对他的病人有兴趣,并且愿意花时间。这是医生的基本哲学。"[9]

目前,欧美各国已深刻认识到加强医学人文社会科学知识教育的必要性,许多大学的医学院和临床医院都设置了相应的课程和实践训练,以促进医学科学与人文精神的结合。

我国传统医学是人文主导型医学,具有丰富的人文精神资源。如它十分重视医疗实践的伦理价值,强调医疗活动以病人而不是以疾病为中心,把病人视为一个整体的人而不是损伤的机器,在诊断治疗过程中贯穿尊重病人、关怀病人的思想,主张建立医患之间的合作关系,将"医乃仁术"作为医学的基本原则。这些宝贵的医学人文精神遗产在现代社会闪耀出诱人的光芒。遗憾的是,在西方医学技术的影响下,我国医学界也表现出类似的重技术轻人文的现象,甚至在传统医学的临床实践中也出现了忽视人文关怀的倾向。如何在现代社会重建科学的医学与人文的医学的平衡也是我国医学界面临的难题。

为什么医学中人文问题的重要性说的多而变化的少呢?可能是因为缺乏适当的检验医学人文教育的标准。"软学科"性质是难以测量的,尤其是培养一个既有科学头脑又满怀人文精神的医生需要经历长期的实践,并非像学习专业技术那样能立即见效,更何况人文精神并非是简单地从书本中学到的知识,而主要是从生活的经验和临床过程中感悟和体验的。

三、医学人文关怀:科学的回应

随着医学的发展,人们日益深刻地认识到医学各学科间以及医学技术与人文社会科学间的整体联系,更加明确医学的技术发展与人文关怀是密不可分的。正如德国著名物理学家、诺贝尔奖获得者普朗克所指出的:"科学是内在的整体,它被分解为单独的整体不是取决于事物的本质,而是取决于人类认识事物的局限性。实际上存在物理学到化学,通过生物学和人类学到社会科学的连续链条,这是任何一处都不能被打断的链条。"

在机械唯物论影响下,近代医学从交谈的艺术变成了沉默的技术。许多医生认为在诊断疾病上,客观指征,如找到病灶、发现异常比病人的主观感受更为重要,X 线、心电图、实验室检查、CT 是高度有效的工具,不需要更多的语言。医生们认为语言在与疾病的斗争中价值不大,已习惯了不使用语言作为治疗工具。普通公众也相信那些技术设备。虽然有些医生在某种程度上也认识到他们的话语对某些病人有治疗作用,但他们绝没有想过这是科学的事情,也没有想将语言作为治疗手段。现代科学研究表明,话语的治疗价值,尤其是诊断治疗中与病人的交谈应当引起临床医生的重视。临床医生应当了解使用语言作为治疗工具的价值,避免其副作用,有时甚至是毒性作用。

早在荷马时期就有关于语言有益于病人的应用:如祝愿语,讲话者鼓励病人,提供人道支持;祈祷上帝恳求干预病痛;魔咒,以驱赶恶魔。亚里士多德认为,宣泄压抑的情绪是治疗性的。在我国古代医学经典《灵枢·师传》对语言的治疗作用也有精辟的论述:"人之情,莫不恶死而乐生,告之以其败,语之以其善,导之以其所便,开之以其所苦,虽有无道之人,恶有不听者乎。"随着现代神经科学、免疫学和内分泌学的进展,许多研究已涉及情感状态对某些化学物质的产生和某些激素分泌的影响。例如,脑内啡呔是内源性吗啡样物质,其产物或分泌事实上可能被各种外在因素所影响。人们通过对免疫系统、神经系统和内分泌系统之间的相互联系、相互影响的认识,更深入地理解了人体整体性以及人体的机能状态与抗病能力之间的有机联系。因此,医生使用语言作为治疗方法成为科学上容易理解的事情,因为他知道如何以适当的方式影响病人的情绪状态。在此,科学再次带给我们一些新概念,并对医生讲话的治疗意义作出了合理的解释。

实际上,许多高年资的医生都有这方面的经验。哈佛心脏病学家 Bernie Lown 说,最重要的治疗开始,可能是医生在急诊室里见到心脏病发作病人时,告诉他一切事情都在控制中,他将会好起来。在这种情况下,语言作为信任关系被用于治疗。对安慰剂的研究也提示医患之间的信任联系可缓解疼痛或减少止痛药的需要。事实证明,在癌症治疗中那些有勇气面对癌症的病人比那些持消极态度的癌症患者效果更好些。在此并非是让医生应获得信仰疗法者的技巧或指望出现话语治疗的魔力,而是强调使医生手中的巨大医学科学技术力量与治疗中的人文情愫保持一种适当的平衡。医生的医疗实践必须立足于科学基础,但他们可以学会似乎只是非正统医生具有的一种治疗情感。话语治疗需要探索和研究,使之成为医学科学与艺术的综合部分,在 21 世纪显出更为诱人的魅力。

既然医学是与人类生命直接相关的科学,医疗技术是增进健康、减少疾病的艺术,卫生保健是关系到人类幸福的事业,医学理当是科学技术与人文关怀融合的最好结合点。"天人合一",科学技术与人文精神的渗透与融合是现代医学的理想目标。然而,在实践中人们却发现,实现这种理想的融合并非易事,还有漫长的路要走。人们不得不承认,在相当一段时期内我们依然会面临科学技术与人文精神之间的不断冲突。

随着社会的发展和生活水平的提高,人类对卫生保健的需求日益增加,而医学技术的发展为满足不断增长的保健需求提供了保障,因此,医学技术的发展方向与人类的根本目的是一致的。然而,我们也应当看到医学技术的迅速发展必将不断对人类的精神生活、传统道德规范提出挑战。我们已经遭遇了现代医学技术无节制地应用给个人、家庭和社会带来的沉重的经济负担,我们也将面对克隆人、人工大脑等对人类社会产生的尚难预料的潜在影响。生命维持系统模糊了生与死的界限,转基因动物器官移植将突破种间屏障,当"只剩下脑袋的霍金"[10]面对由老鼠体内培育的精子和卵子经体外受精再经胚胎移植而孕育出生的婴儿时,他或许有冲动要写"生命简史"了。

一方面人类需要大力发展医学技术以保障和促进自身的健康,不得不突破传统观念,重建价值观、道德观,如生命质量观、生命价值观、脑死亡观的提出,充分反映出人类社会必须建立一套新的价值体系来;另一方面,人类又警惕着高新技术带来的不利影响,设法确保使之为人类利益服务,避免其消极作用。认识到医学技术是既能造福人类,也可能给人类造成灾难的双刃剑,保持医学技术与人文精神之间的这种张力将有利于医学技术与社会文化之间的协调发展。在此,以人文精神确保技术应用的正当性是十分重要的。科学医学指导什么是正确有效的治疗,人文医学指导什么是好的治疗。在这种情况下,医生将对病人说,我有知识,我会用我最好的知识为你提供你所需要的最好的服务。

医学发展到21世纪已不再只是一门复杂的科学技术体系,同时它也成了一个庞大的社会服务体系。医学科学与人文精神的融合,不仅意味着对病人个体的关照,而且还蕴育着对群体的关照:确保每个公民都能分享医学技术的成就。尽管在为所有公民提供医疗服务上是有限的,但它体现了对人人享有卫生保健公平原则的追求和起码的社会良知,确保医学技术沿着造福全人类的道路前进。因此,提倡医学的人文关怀是21世纪医学发展的主旋律,它不仅是对医生的要求,也是对整个卫生保健服务的期望。

四、利 益 冲 突

目前,在医学研究、临床实践和医学教育领域,利益冲突已成为一个越来越受到关注的议题。然而,有关利益冲突的研究尚不充分,且缺乏足够的理论支持。甚至对什么是利益冲突也存在着不同的理解,如何划定利益冲突的边界亦有多重标准。美国当代政治哲学家范伯格(J. Feinberg)认为,所谓"利益"(interest)是人们采取行动,适应环境,得以生存的动因。在伦理学语境中,"利益"是想要使某一特定物体、行动或状况广泛存在的欲求或意图。当一个事物的情况或结果决定一个人是得是失时,这个人就对这个事物有 interest，即兴趣，或者说这个事物就涉及这个人的 interest，即利益。除了这种一己的 interest 以外，人还有注重理想的 interests。这些 interests 可以帮助个人进行自我完善，从而更好地实现个人目标和获得想要的东西[11]。因此，我们可以把利益看做是一个人关注对自己的实惠或好处，当截然相反、互相排斥的行动方案可以带来相同的实惠或好处时，就产生了利益冲突。

理论上，医务人员、病人与药品和医疗器械企业有着共同的利益：通过发展新的知识和有效的诊疗方式来医治病痛、拯救生命、改善生命质量。但实际上，由于这个共同利益是由一个个具体目标所组成，而这些具体目标的实现又取决于各方自身的利益，因此可能产生利益上的冲突。因此，美国医学研究所对利益冲突的定义是：利益冲突是指关注首要利益的专业判断或采取的行动受到次要利益产生的不应有的影响的情境[12]。美国著名生命伦理学家 Beauchamp 和 Childress 认为"医生有责任保护和促进患者利益。但是当医生的个人利益，通常是经济利益，与医生对患者的忠诚发生冲突时，就产生了医学利益冲突"。而且这种冲突"威胁到医生对患者利益的忠诚"，很可能会造成危害[13]。然而，也有学者提出应当更加严格地定义利益冲突，并认为在真正出现利益冲突时，在伦理上各种不同处理方式是等价的。例如：一位患有重病的孕妇有机会接受研究性治疗，但给胎儿带来高风险，此时，平衡胎儿和孕妇的利益才是真正的利益冲突。而诸如医生推荐患者接受有风险的、并非最佳的非治疗性试验；受到制药业支持的科学家发表的研究结果和报道不客观；得到赞助的教育者在没有客观证据的前提下为赞助者大唱赞歌等，则属于道德污点、行为不端，而不是真正的利益冲突[14]。

因此，所谓利益冲突存在着不同的层面。例如，在卫生行政、立法、司法领域，医学专家们越来越多地发挥作用，在提供证据和研究结果方面，如何避免资讯误导或受到利益集团的影响；在医学研究领域，如何处置开放性的自由探索、思想的自由交流与知识产权和商业价值之间的冲突；在临床实践中，如何平衡新技术与新药物的试验与病人安全；在公共卫生领域，如何协调群体健康与个体行为的自由。于是，我们可以发现，尽管利益冲突实际上包含了经济利益和非经济利益，但在实践中更受关注的是经济利益方面。

应当承认，利益冲突会出现在医疗卫生领域的诸多方面，难于避免。问题在于我们应当正视利益冲突的存在，探讨利益冲突引致的伦理困境，认真寻求解决的办法，制定出有效的策略与具体的措施。避免他人在道德上猜疑是否存在利益冲突的最好办法是公开信息。此外，为了避免利益冲突，要从各种对他人无害的方案中做出选择时，需要明白的是所有选择都是在不涉及道德问题基础上的各种方案，这些方案只是会带来不同的满意度,或者仅仅属于不同的偏好。如果能够确立各种利益的相对重要性和哪些次要或不那么重要的利益是能允许的,我们就能更好地判断和预防利益冲突。

为了确保医疗服务的正当性,必须建立一种机制,鼓励医药企业、医学研究人员或医生建立一种符合道德准则的合作,而不是为了自身利益而忽视了医学的目的。耶鲁大学的学者提出了六项原则,以确立医学界的正直形象,避免利益冲突造成的不利影响:禁止直接向患者推广产品和在那些有药品处方权的部门开展促销活动;杜绝礼品;临床医生、研究人员、学术机构、医院必须公开从医药企业获得的钱和物的信息;制止药品企业赞助医学继续教育;医药企业资助的临床研究应该公开、负责,并符合机构评审小组、数据安全与监督小组和指导委员会的基本准则,以保护患者志愿者的权益;坚持言论自由,加强交流。

在医疗卫生领域中,利益冲突无处不在,我们应有充分认识和自觉警惕,这样才能提高卫生政策制定与临床决策的伦理水平。我们应当重视利益冲突的研究,探讨其伦理困境,确立适宜的策略和行为准则。

参 考 文 献

[1] 卡斯蒂格略尼. 世界医学史·第一卷. 北京:商务印书馆,1986:135.

[2] Adams F. (trans.). The Genuine Works of Hippocrates. Baltimore. The Williams & Wilkins Company,1939: 17.

[3] 梁浩材. 社会医学. 第2版. 长沙:湖南科学技术出版社,1999:40.

[4] 梁浩材. 社会医学. 第2版. 长沙:湖南科学技术出版社,1999:24.

[5] Wildavsky A. The political pathology of health policy. In: Doing better and feeling worse: Health in the United States,1977:106.

[6] 罗伊·波特. 剑桥医学史. 长春:吉林人民出版社,2000:11.

[7] Golub ES. The Limit of Medicine. Chicago The University of Chicago Press,1997:215.

[8] Callahan D. Setting Limits: Medical Goals in an Aging Society. NY:Simon & Schuster,1987:81.

[9] 张大庆. 近代医学史上的一位名医. 中华医史杂志,1989,19:54-60.

[10] 中华读书报. 2000-1-12. 第25版.

[11] Feinberg J. Rights, justice, and the bounds of liberty. Princeton: Princeton University Press, 1980:45-68.

[12] Institute of Medicine. Conflict of interest in medical research, education, and practice. Washington: National Academy of Science,2009:135.

[13] Beauchamp TL, Childress J F. Principles of biomedical ethics. 5th ed. Oxford, New York: Oxford University Press,2001:318.

[14] Miguel Kottow. Ethical quandaries posing as conflicts of interest. J Med Ethics,2010,36:328-332.

疾病的治疗过程也许可以完全超脱个人感情,但患者的诊治则必须是完全人性化的。医生的必备素质之一就是对人性的关注,因为诊治患者的秘密就存在于诊治患者的过程中。

——Peabody

第四章　医学人文的当代挑战

一、医患关系的变化:临床决策是医学哲学研究的一个重要领域

决策是人类知识活动的中心内容之一,某种意义上,决策是思维的同义词[1]。随着对医学技术后果评估和医疗失误关注的日益增加,临床决策研究已成为临床医学中的一个重要领域。目前,许多研究已涉及医学信息处理、循证医学、费用-效益评估、卫生技术评估等方面,也有许多从伦理、法律角度探讨临床决策的研究。本文认为在临床决策中单一的经验-描述的研究纲领已不适应于当代医学发展的需要,因而需要引入综合的决策研究方法。加强临床决策的多维度研究,对更好地把握和修正医学决策过程、分析风险或不确定情况能提供一个更好的框架。

1. 现代医疗实践的转变

在当代临床实践中,无论是医务人员,还是病人以及病人家属,都面临着日益增多的临床决策问题。医务人员、病人及其家属在选择各种不同风险程度和效益的诊断治疗方案,选择参与医疗保险计划以及选择医疗服务质量与费用等问题时,都涉及决策问题。因此,加强临床决策的研究,将有助于临床医务人员、病人及其

家属在临床活动中作出最佳选择。

实际上,临床决策并不是一个新问题。自古以来,决策问题就一直是医疗活动中的核心之一。由于医疗活动本身就存在着一定的风险性,医生医治成功与否不仅关系到自己的声誉,而且也关系到自身的安危,如《汉谟拉比法典》中就有对医生失误的严厉惩罚的条规。因此,恰当的决策,不仅可确立医疗行为的正当性,而且也是维护医家自己声誉与安全的需要。在古代治疗手段局限的情形下,预后判断就成为医生临床决策的最重要内容。如马王堆古医书中就有许多关于预后的论述,如"脉绝如食顷,不过三日死","阳病折骨,绝筋,而无阴病,不死","汗出如丝,傅而不流,则血先死","三阴病杂以阳病可治"等,此外,还有关于三阴脉与三阳脉病中所呈现的死亡症候的论述[2]。在《内经》、《难经》中也有涉及预后的理论。古希腊名医希波克拉底提出,只有知道怎样做出正确预后判断的医生才能取得病人的信任。他所描述的"眼下洼、颞部下陷、耳凉且耳叶外翻,面部皮肤干、紧,面色黄或黑",被冠名为"希波克拉底面容",是病人预后不良的特征表现。

20 世纪以前,医生的治疗手段极为有限,能被医生治愈的疾病也为数不多,医生除了接待病人,倾听病人,判断预后,尽可能给病人提供力所能及的帮助之外,似乎没有更多的的选择。病人也相信医生已尽其所能。

20 世纪以后,在自然科学和新技术的推动下,医疗保健领域发生了巨大变化,其中最典型的特征就是现代化医院里层出不穷的诊断治疗仪器和设备。从 20 世纪初的 X 射线、心电图,到中期的电镜、内镜、示踪仪、超声诊断仪,再到 CT 扫描、正电子发射计算机断层扫描(PET)、磁共振成像(MRI)等,使疾病的诊断发生了革命性的变化。肾透析机、起搏器、人工脏器等的临床应用,给许多过去无法救治的疾病带来了新的希望。药物学和制药产业的发展不断为临床治疗提供新的药物品种。然而,伴随着诊断治疗手段的丰富和选择的多样化而来的是,医生与病人所面临的抉择却更加困难,必须应对更多的挑战。

另外,随着社会经济的发展和人们生活水平的不断提高,提高整体健康水平和生命质量、延缓衰老成为社会关注的焦点。人们已将获得卫生保健视为一种个人的权利和社会的责任。医疗保障制度作为社会再分配的杠杆,将一部分财富用于社会低收入阶层,起到保护基本劳动力的作用。因此,实行全民医疗保障是社会的理想目标,它体现了"人人享有卫生保健"的公正原则和社会良知。然而,由于医疗费用的迅猛增加,以及卫生资源的有限性,尤其在 20 世纪 60 年代后,临床医学中的高技术迅速发展并得到广泛应用,这就使如何公平与公正地分配卫生资源成为各国政府和卫生行政当局面临的决策难题。目前,世界各国都面临着卫生改革的压力。卫生保健改革的目标是让公民获得更好的卫生服务,提高卫生服务质量,降低医疗费用。在临床医学领域,则是降低诊断治疗费用,提倡有效、适度的治疗。这些卫生改革都涉及医学决策问题。

2. 医学决策学的兴起

20 世纪 70 年代末以来,随着医学技术的进步和卫生保健服务的发展,医学决策问题成为各方广为关注的问题之一。1979 年,一个国际性跨学科的"医学决策学会"(Society for Medical Decision Making)在美国成立,宗旨是推进有关医学决策的科学研究和帮助促成多学科的协同;开发和评估决策的技术、方法和工具;出版高水平的学术论文、举办学术会议、促进学科交流、推广教学和提供信息;以及加强国际合作等[3]。该学会还出版有《医学决策》(Medical Decision Making)杂志。与此同时,一些大学也相继开设了医学决策学方面的课程,如 1980 年宾夕法尼亚大学为三、四年级的医学生开设了《临床决策》课程,受到学生的欢迎[4]。荷兰莱顿大学医学中心建立了医学决策学系,主要从事临床决策的分析研究和教学,推动患者保健过程中决策方法的实际应用,其研究领域包括:一是描述性决策分析,即决策行为的分析;二是规范决策分析的方法学和应用,如问题陈述、效用评估、生命质量分析、费用分析;三是应用临床决策分析,如临床医学和初级卫生保健政策与决策的支持,改进保健质量与效益[5]。医学决策作为一门学科的建制化过程此时已基本完成。

医学决策包括宏观决策和微观决策,涉及决策分析、多元分析、预测建模、临床流行病学、循证医学、认知心理学、医学社会学、社会医学、卫生经济学、药物经济学、医学信息学、医学伦理学、卫生法学等诸多学科。在论及医学决策时,人们大多关注的是卫生发展战略、卫生资源分配等宏观决策问题,因为宏观决策直接影响到医疗卫生服务和公共卫生政策等社会重大问题,而临床微观决策的重要价值往往被忽视了。实际上,人们更多面对的是日常工作中大量的临床决策问题。临床决策不仅涉及临床医生,而且也将病人与病人家属包括在内。医生通过在可行的选择中间进行比较,衡量它们可能产生的种种事实后果,临床决策能够提供一个框架,帮助医生权衡利弊。此外,临床决策因其强调病人在决策过程中的重要性而能增进医患之间的沟通。医生可以依据决策树来考虑病人的背景和经验,向病人仔细地解释目前的情况和治疗选择,然后询问病人的意见,双方共同选择对病人有利的行动。因此,临床决策既是针对个体病例的决策,也应是宏观决策的具体运用。以下病例显示了临床决策的复杂性和多样性。

案例1：一位36岁女性被告知患乳腺癌。她必须决定是否接受有很高存活率的根治外科手术，还是接受一种外观较少改变、但有较大死亡率风险的手术。

案例2：一位HIV阳性的病人，一直严格地遵循复杂的抗反转录病毒联合治疗方案治疗，但现打算停止治疗，因为治疗的副作用直接影响到他的生活方式。

案例3：一个医生根据临床实践指南内提供的决策流程图，试图给具有复杂病史的病人开抗高血压药物处方。

案例4：在一个糖尿病专科门诊，医生发现电子医疗记录系统直接影响到对病人的诊断和治疗。

案例5：在ICU里，很难估计该病人是否能恢复自主呼吸状态的情况下，医生们正在激烈争论是否终止一个病人的人工呼吸器。

案例6：一次腹腔镜胆囊摘除外科手术正在进行，然而医生很难查找到胆道，继续手术要冒严重损伤病人的风险，外科医生必须决定是否继续原方案，或是转为开刀手术。

案例1和案例2突出体现了病人作为决策者的作用，也表明临床决策不仅是冷静分析的过程，通常也有情感因素在其中起作用。所有的卫生保健决策，无论是由医生还是病人做出，都在不同程度上受到社会文化因素的影响。案例3和案例4表明决策中技术因素的重要影响。在当代临床医学中，即便不是全部，也有大多数决策过程都是属于技术依赖型。但值得关注的是，技术不仅可能支持或增强决策过程，而且也可能根本性地转变这个过程，过度地技术依赖则可能增大决策的失误率。案例5表明即便是在临床过程中，许多决策也有不同专门技术领域的大量个人参与。即使最终由一个人决定行动的过程，其他人涉足于这个过程也是十分重要的。ICU的例子也解释了日常情形下，决策过程受到预测-反馈的影响，而不是简单决策-行动过程。案例6显示了随时间的不确定变化以及复杂的认知-动机判断不能被还原为简单原则，医生必须依据具体情况随时调整自己的行动方案。

临床决策研究的目的主要在于：理解临床决策理论的原理并应用这个信息，以便更有效地评价住院医生对病人的管理；开发诊断推理技术，促进与病人、家庭和其他医务人员的有效的信息交流；不同决策方法包括模型认同、算法和假设推导方法的形成，将增进患者的保健，并有助于收集科学证据；以及评价临床决策如何增强医患关系。

"临床决策"作为"医学决策"的一个分支，在20世纪90年代得到迅速发展。从1990年起，《美国医学会杂志》（JAMA）连续5年连载刊登了医学家、卫生政策与管理高级顾问艾迪（David Eddy）探讨临床决策的系列文章。文章发表后受到医学界内外专家学者的广泛好评。海斯汀斯中心主任卡拉汉（Daneil Callahan）认为艾迪的文章为面临卫生保健危机的美国医学界提供富有洞见的、及时的思想资源。《临床伦理杂志》主编奎斯特（Norman Quist）也指出，临床决策将理论与实践结合起来，是病人利益与医学善行相统一的标志[6]。

1994年，美国国立卫生研究院设立了"临床伦理难题研究"计划，探讨临床决策中的伦理问题。该计划在2000年发展为"临床决策研究"计划，从更广阔的视角研究各种因素对医务人员、病人以及病人家属临床决策活动的影响，即不仅强调了临床活动中医务人员一方在决策过程中的作用，同时也关注病人与病人家属在决策过程中的作用。

3. 临床决策的多维度研究

医生是如何进行临床决策的？是凭借经验、习惯或感觉，还是基于科学的知识和推理？或者是参考教科书或杂志、咨询同行？临床决策的多样性，既有选择药物、处方的问题，也有是否实施外科手术、特殊检查的问题，还包括是否进行试验性治疗，是否撤除治疗的问题，临床决策目的的多重性，如因为什么决策？是为了节约费用还是为了避免法律诉讼？是为缓解疼痛、痛苦与恢复功能，还是为了避免残疾或早死？这些问题充分地揭示了临床决策的多维度特征。

其一，临床决策的科学维度。毋庸置疑，医学科学知识和诊断技术是临床决策的基础。一般的临床决策基于这种假设，即医生或医疗小组可依据医学理论知识和临床经验判断诊断、治疗和预后的合理性。在案例3中，医生根据临床实践指南所提供的决策流程图，给具有复杂病史的病人开抗高血压药物处方，可确保其行动的合理性。因此，是否能把握疾病的发病机制和病理生理学过程是临床决策正确与否的关键所在。对于复杂的临床问题，可求助于专家权威的经验和知识，也可通过实验研究来寻求支持。但是，医生在决策时，主要根据他们对"事实"的解释来建构有关某种特定疾病状态的论点。而他们收集和组合信息方式的局限性将影响到决策的有效性。

循证医学为临床医生的科学决策提供了另一条选择路径。由于我们实际上对疾病的机制只是部分了解，疾病原理和药物疗效的实验室研究结果或许并不是临床实践的最好指南。例如，有人发现，有些抗心律不齐的药物实际上可引起心律不齐；有些能改善镰状红细胞流变学性质的药物，并不一定能减轻镰状细胞危象的严重程度和发生频率。由此引出了如何搜寻证据、评价临床诊断治疗有效性的问题。循证医学通过结合医生的临床经验与最佳临床证据，对病人进行评价并按照这些评价做出临床决策。例如,癌症治疗的决策涉及病人和医生之间复杂的互动。通常对病人存在几种治疗选择,包括标准治疗、研究性治疗和支持保健方法。对癌症病人的医疗决策是比较独特的,因为癌症病人通常面临高死亡率,选择其中哪一种治疗方案,这关系到潜在的严重后果。在做出治疗选择时,病人必须权衡每种治疗选择所伴随的利弊。这个过程涉及对于从医务人员和其他来源获得的信息进行评价,并须在个人的医疗条件、个人价值、背景、个性特征等情境中考察。循证医学方法有助于癌症病人选择最佳治疗,使临床决策与个体病人的价值协调一致[7]。

将数学模型应用于临床决策,以对策论和概率论为基础,对临床问题作数量化的处理,可以提高决策的科学性。如近年来有学者应用马尔可夫模型进行疾病筛查、临床干预措施的决策分析和药物经济学评价,辅助医生提高诊断质量、选择合理的临床治疗方案,评价疾病预后等,引起了医学界的广泛关注。有学者指出马尔可夫模型可以取代决策树方法,作为标准的决策分析模型,因为它简明、计算上易于操作,用它来描述临床问题较少失真[8]。

其二,临床决策的伦理法律维度。20世纪60年代以后,医学高技术带来的临床伦理难题日渐突出。例如,在生殖技术、器官移植等医学高技术的临床应用方面,如何确保技术应用的正当性,是临床决策中不能回避的问题。生命维持技术的应用,使得医生必须重新评估死亡标准,而对于那些要求安乐死的病人如何做出适当的决策,也是考验医生的难题。

与其他自然科学研究不同的是,医学研究的最终成效都须经过临床人体试验的证实。即便是在试验后,无论是新药物,还是新的诊断治疗技术的临床应用都需要医生审慎、切实地以病人的利益为首要考虑。西方许多国家都立法规定病人对临床决策的知情同意,即便是对那些本人没有决策能力的病人,如精神病人、儿童等,医生也应寻求其代理人的知情同意。

其三,临床决策的心理学维度。医学决策需要收集和综合大量复杂信息。然而,人脑的信息处理能力有限。即使这一任务被有选择地执行,某种程度的不确定性仍然伴随大多数医疗决策。只有小量假设(不多于7个)能被随时评估。处理复杂的、随机的决策,人们依靠的是思维中的心理学捷径,即直观推断(heuristics)。直观推断一般是有用的、使复杂决策简化。但是,有些直观推断是不准确的,可导致偏差估计和决策。意识到并理解这些人类信息处理的错误可帮助医生认识和避免之,使病人的诊断和管理得到改进。

其四,临床决策的经济学维度。费用-效益分析是临床决策的重要因素之一。费用-效益分析通过定量研究的方法,对各种备选方案的费用、风险和效益进行比较。这种决策方法在卫生保健领域具有广泛的应用价值,不仅可用于卫生政策方法,也可用于病人个体和病人群体的评估。在临床决策中引入费用-效益分析方法,有助于补救目前医生在临床决策中很少考虑费用因素的不足。

4. 临床决策模式

回顾临床决策的历史,决策模式大致可分为三种类型,即家长式决策(parentalism decision making)、知情决策(informed decision making)和共享决策(shared decision making)。

家长式决策:即医生受病人信托,在医疗活动中完全代理病人进行决策。这种决策模式基于医生与病人之间知识的不对等状况,并假设病人所患疾病只是躯体结构上异常和功能上障碍的客观存在,医生可以通过知识和技术除去异常、修复功能,医疗活动主要是医生的事务,病人只不过是呈现疾病模型的载体。因此,医疗决策过程与病人关系不大。

知情决策:病人从医生和其他医务人员和非医务人员获取有关信息,进行有或没有独立的价值判断的过程。20世纪70年代以后,随着病人权利运动的发展,病人要求参与更多医疗活动,甚至认为自己作为患病的主体应比医生具有更多的决定权。在医患双方不充分信任的情况下,医生将所有的可能性选择都告诉病人,让病人自己全权决策。这种决策过程表面上看起来是尊重了病人的权利,但实际上是医生放弃了自己的责任。

共享决策:共享决策是临床决策的一种方法,其要点是使病人参与决策过程,提供病人有关可选择的必要信息,使病人的选择和价值更好地融入医疗方案。其中病人应该理解疾病和预防措施的风险及严重性;理解防治措施的风险、益处、替代方案和不确定性;权衡价值和利弊;平等、愉快。这种决策方法是一个过程而不仅是一个事件,它作为相扶持的医患关系的一部分和治疗同盟情况下对话的一部分而发生。

共享决策代表了临床互动的合作类型,医生与病人都发挥重要作用。具有医学专长和情感支持的临床医生能帮助病人考虑各类与病人目的相符的医疗选择。病人提供有关他或她的生活经历、社会关系、资源、选择、价值和希望等方面的信息,这些信息也会有助于做出最佳的决策。临床医生与病人一起协同工作以决定双方最适当的可接受的医疗方案,然后制定执行策略。共享决策模式能被广泛地应用于各种不同的医疗决策,尤其是在多种选择存在的时候,以及病人的选择是关键的时候,共享决策模式更为优越。例如,对于像PSA(前列腺特殊抗原,一种检测前列腺癌的血液试验)癌症检测试验,测试的效果是有争议的,临床指南推荐临床医生向病人介绍阳性和阴性结果,与病人讨论是否进行检测。

共享决策强调忠诚的重要性。因为实际遵循哪一种治疗和保健方案,最终取决于病人。共享决策考虑病人的生活方式和病人看重哪些事情,这将使执行计划更有可能。例如,如果病人不愿意每天服药三次,并且有每天一次的替代选择存在,那么让病人知道这一点并从而制订计划,将是十分有用的。从另一方面讲,每天一次的选择比每天服三次的药贵上 10 倍,低收入病人可能就不会选择更贵的药品。与病人讨论当前面临的实际问题并充分考虑各种不同的选择,能够最大限度地优化计划的结构,最后病人服下的药既是有效的、又是符合他需要的。公开地征求病人的同意,这将提供一个机会,让病人不再只是唯唯诺诺的角色,假如计划不能为病人所接受,医患双方也有了协商的可能。

病人应当被允许尽可能多地参与临床决策过程,但医生也必须对病人是否具有正确的决策能力做出判断。判断病人决策能力的基本要素包括:病人是否理解基本的医疗情况? 病人是否理解要求他所做的决定的性质? 这种理解包括病人是否知道所做决定的真正含义、他所做出的选择的益处与风险如何以及是否存在其他的替代方法等。另外,有哪些社会问题可能影响到病人真实的观点和要求,如经济问题、家庭问题等因素的影响。如果存在这些不确定问题,那就要考虑咨询家庭成员、社会服务人员和伦理工作者。

综上所述,临床决策作为一门理论与实践相结合的学科,已日益引起医学界的关注。有关这方面的文献正在迅速增加。在国内也有许多医生从不同角度探讨这一问题,尤其是在循证医学领域。但遗憾的是,诸多研究还只是限于提高临床诊断治疗的效果和正确性,减少不必要的医疗费用等方面。要真正使临床决策有益于病人,便不能仅仅以此为满足,还需要注入人文关怀的观念,考虑到病人的整体需要。与此同时,临床决策问题也为医学哲学研究提供了一个极佳的思想实验场所。临床决策的多维度研究,对于打通学科之间的壁垒,架构科学与人文之间的桥梁,更深刻地理解和把握医疗保健的整体性,使临床医疗达到最佳疗效具有极其重要的意义。

二、现代生物技术对医疗保健的影响

20 世纪是人类历史上医学发展最为迅速的时代,现代医学在探索生命奥秘、防治疾病、增进健康、缓解病痛方面取得了辉煌的成就,一系列严重危害人类生命和健康的疾病得到了有效的控制,尤其是在 20 世纪下半叶,随着生物技术革命的发展,医疗保健领域出现了前所未有的巨大变化:从克隆羊的诞生到人类基因组草图的完成,从 PCR 到干细胞培养技术,从器官移植到微型生物机器人等,毫无疑问,生物技术革命已对人类的医疗保健产生了深刻的影响,并将极大地改变人类的生死观、疾病观和健康观。本文仅从四个方面来审视现代生物技术对医疗保健的影响及其所面临的问题。

1. 生物技术与疾病控制

20 世纪医学发展的重要标志就是一系列严重危害人类生命和健康的传染病、寄生虫病和营养缺乏性疾病得到了有效地控制,人类的平均期望寿命普遍延长以及疾病谱和死因顺位发生了根本性的变化。如美国在 20 世纪 20 年代以后就出现了各种传染病死亡率下降,慢性病死亡率上升的趋势。我国的这种死亡率交叉变化的趋势出现在 50 年代中期,我国居民的平均期望寿命从 1949 年的 35 岁上升的 1999 年的 70.8 岁[9]。人类对急慢性传染病、寄生虫病和营养缺乏性疾病的有效控制被称为第一次卫生保健革命。

生物技术在第一次卫生保健革命中已显示出强大的威力,其中最有效的是疫苗技术的应用与推广。自从 18 世纪牛痘疫苗发明以后,经 19 世纪巴斯德和科赫的工作,到 20 世纪疫苗接种已成为预防各类感染性疾病的最有效手段。人类也正是利用疫苗才在全球彻底根除了天花,消灭脊髓灰质炎也指日可待。现在,疫苗被用来控制腮腺炎、流感、水痘、白喉、甲肝、乙肝、百日咳、结核病、破伤风等诸多常见的疾病,从而大大地降低了这些疾病的发病率。在疫苗的应用中,人们发现用传统技术制备的有些疫苗免疫效果还不能令人十分满意,因此希望能有更为安全、有效的疫苗诞生。20 世纪 70 年代,重组 DNA 技术的问世,为医学家们研制出新型的疫苗开辟了广阔的前景。在过去几十年的时间里,医学家们为研制新型的疫苗,开展了大量的工作,并且已取得了令人鼓舞的成果,采用基因工程制造出来的疫苗已开始应用于人类。目前,利用这种方法已成功地制成了乙肝疫苗,并已逐步开始普及预防接种,人类征服乙肝的日子已为期不远了。20 世纪最后 10 年被认为是"疫苗 10 年",疫苗开发空前迅速。大量有希望的新型疫苗,如结合疫苗、联合疫苗、各种 DNA 疫苗正在研制开发中。疫苗应用的范围也逐渐扩大,它不仅只限于预防感染性疾病,也被用于慢性疾病和肿瘤的预防。

20 世纪 50 年代以后,各种慢性病成为了人类健康最大的威胁。虽然对于慢性病的防治目前尚未取得突破性的进展,但人类对这类疾病有了较深入的认识。许多慢性病的防治尚未获得令人满意的结果,最重要的原因或许是疾病发生和发展的科学机制还没有完全阐明。此外,疾病是一种复杂的生命现象,需要从多维度、多变量的非线性因果关系上去研究和探讨其综合性的防治策略。复杂问题简单化的策略在一定范围内可以奏效,但其不能解决根本问题。现代生物技术的发展将为认识人体的复杂性、理解人体各器官之间、人体与自然环境之间以及人体心身之间的相互关系和影响提供有效方法。例如,现代免疫理论与技术已渗透和影响到整个医学领域,并且通过对免疫系统与神经系统、内分泌系统之间的相互影响的认识,促进了对人体整体性和有机联系的深入理解。神经科学的发展为治疗帕金森病和其他中枢神经系统的紊乱带来了新希望。20 世纪 70 年代末发展起来的膜片钳位技术和分子生物学方法使我们对神经递质的合成、维持、释放及与受体的相互作用的研究都取得了令人瞩目的进展。20 世纪 90 年代后,人们更加重视脑科学研究中整合性观点的重要性,即认识到神经活动的多侧面、多层次性。由此可见,现代生物技术不仅深化了对人体基本结构和功能的认识,而且还从不同侧面揭示出机体的整体性和有机联系。现代医学已开始注意从生命物质运动各层次和层次间的相互关系与整合方面去探索生命的奥秘,并极大地促进了临床医学的进步。随着人类基因组计划的展开,医学对人体的奥秘将有进一步的解读,相信在不久的将来医生可根据每个个体独特的基因组确定疾病的防治策略,为疾病防治提供更加有效的手段。

2. 基因工程技术

20 世纪 50 年代以后,分子生物学的建立,人们从分子水平上阐明人体结构和功能研究的日益深入,为解决医学的重大问题,如肿瘤、免疫、遗传、组织再生、抗衰老、药物开发等提供了理论指导。基础科学研究已改变了人们对机体及其与疾病斗争的理解,进一步从本质上证实了基因是决定人类生、老、病、死和一切生命现象的物质基础。不少遗传病的致病基因及其他一些疾病的相关基因和病毒致病基因陆续被确定。在探求基因结构和功能的过程中,研究基因的技术体系也日臻完善,时至 20 世纪 70 年代,重组 DNA 技术(也称基因工程或遗传工程技术)的建立使分离、克隆基因变为现实,特别是在肿瘤研究领域取得了显著成绩,相继克隆和鉴定出众多与肿瘤发生发展密切相关的癌基因和抑癌基因。与此同时,不少遗传病的致病基因及其他一些疾病的相关基因和病毒致病基因陆续被确定。

然而,有眼光的科学家发现,把一种疾病状态与一种或几种基因相对应起来研究的线性思维模式,并不能真实地阐明疾病发生发展的基因机制,主要原因有二:

一是人类基因组所蕴含的约 10 万个基因迄今只有大约 1/10 被克隆和确定,对于复杂疾病相关的基因可能只知道一部分,按照线性思维模式去研究基因,永远是小作坊式和零敲碎打式的状态,不可能从"整体"上搞清疾病的基因机制;二是疾病相关基因是通过其相互作用(即时空网络作用)参与疾病发生发展过程的。零敲碎打式研究不可能全面了解基因的网络作用。因此,诺贝尔奖获得者杜伯克首先提出应当从观念上改变零敲碎打模式,提倡"整体式"研究模式——即基因组研究模式。他指出,只有先把人类基因组搞清楚,一切问题才有可能迎刃而解。1986年,美国科学家提出了阐明人类基因组的全部序列,从整体上破译人类遗传信息,使人类在分子水平上全面地认识自我的人类基因组计划(HGP)。1990 年该计划正式启动。HGP 实施以来已经取得了卓著业绩。在 2000 年 6 月人类基因组的草图已测序完毕。2003 年 6 月,美、英、法、德、日、中等六国科学家宣布首次绘成"工作框架图"。序列图的成功绘制,标志着人类基因组研究从结构基因组学时代进入了功能基因组学时代,将为更进一步地阐明生理功能和疾病发生发展的机制提供理论基础。毫无疑问,人类基因组计划将对医疗保健事业产生巨大的影响,概括起来主要有以下几个方面。

首先,在生命科学中,HGP 促使人们把目光投向整个基因组的所有基因,从整体水平研究基因的存在、结构、功能及其相互作用,这在理论上具有深远的指导意义。HGP 在自然科学史上第一次将物质结构、功能及其相互作用(关系)转换为信息,建立了遍布全球的不断扩充的数据库和信息网络,不仅引起生命科学信息化革命,产生了极具生命力的"生物信息学",大大提高了生命科学研究的效率,并刺激其他相关学科的发展。

其次,HGP 将给人类的医疗保健带来巨大的利益。由于特定基因或基因组序列与疾病或健康状态密切相关,故可以其为靶标或以其为依据设计和创造新的生物分子及新的诊断、治疗、预防和保健的方法。如由新发现的基因所编码的蛋白质可作为药物矫正遗传缺陷和代谢失调;从小分子的合成文库筛选其生物学性质可以开发治疗性药物;编码细胞受体或其他特异蛋白质的基因可作为治疗的目标;DNA 序列或其编码的蛋白质可用于开发疾病诊断和监控疾病的新方法;特定的基因序列导入适宜的靶细胞可用于矫正遗传缺陷、破坏异常细胞或调节细胞功能,达到基因治疗的目的;通过基因工程手段和转基因动植物技术,可以培育具有某种特殊功能的粮食、蔬菜、水果和动物,食用后既保证营养又具有治疗、预防特定疾病的功效或具有保健功能。

再次,科学家们可通过比较不同人之间的基因组差异而了解 DNA 多态性的意义。从理论上讲,除了同卵出生的人含有完全一样的基因组序列外,其他所有人都存在序列上的差异,这些差异将引起表现型上的不同,如人类对有毒物质的抵抗能力、对疾病的易感性、对特定药物的疗效等。这些差异的资料积累,不仅有助于医药研究人员通过对不同人群中致病和抗病的 DNA 多态性差异的鉴定,提供更为有效的预防和治疗疾病的办法,同时为了解遗传疾病、癌症发生和衰老的生物学机制提供了标准的信息库。

目前这些方面的研究成果正在不断涌现,已经并将继续产生巨大的经济效益和社会效益。因此,人类基因组计划受到了各国政府、各制药厂和公司的广泛关注。据统计,目前每年由药厂、公司投入人类基因组计划研究的经费已达数十亿美元,远远超过政府的投资。药厂、公司之所以愿意不惜投巨资支持 HGP 研究,其原因是 HGP 具有不可估量的商业价值和社会效益,投入终将获得更加巨大的回报。HGP 的成果将成为现代生物学、医学用之不竭的源泉。

当然,我们也应当看到,HGP 在带来巨大的经济效益和社会效益的同时,也引发了基因组隐私权、遗传资源的使用、基因诊断和基因治疗的应用等所产生的伦理、法律和社会的问题,如因疾病相关基因克隆的商业价值取向而来的知识产权和"基因专利"之争,有可能使人类基因组计划曾经引以为自豪的成果共享原则发生动摇。另一方面,自从 20 世纪末开始基因治疗的临床试验以来,基因治疗因受到基因靶位及载体的限制,转导的有效性、表达调控等技术也不尽完善,将基因疗法广泛应用于临床尚待时日。至今还没有任何一例毫不含糊地具有临床疗效。虽然我们不能由此否定基因治疗这一临床医学领域的研究成果,但却应当以更严格的科学态度来审视它。所有这些若处理不当都有可能导致严重的后果。

3. 生殖技术

1978 年 7 月 25 日,世界上第一例"试管婴儿"——路易丝·布朗在英国诞生了。这是当代医学对人类生殖认识上的新突破。让人类的卵子在体外受精并进行早期胚胎发育到胚泡早期,然后把胚胎移植到母体子宫内继续发育,由此分娩出的婴儿叫做"试管婴儿"。这一过程就叫做体外受精和胚胎移植(in vitro fertilization-embryo transfer, IVF-ET)。

试管婴儿的诞生是在现代生命科学——胚胎学、细胞生物学、生理学、生育科学和妇产科学及其相关技术发展的基础上发展起来的。目前这一技术已在全世界有条件的实验室开展起来,给许多因输卵管因素造成的不孕症患者解决了生儿育女问题。近年来,随着冷冻精子库的建立,也给男方因精液异常造成的不孕夫妇提供了体外受精的方便手段。因为冷冻精子库可将多次收集的男方精液储存起来，经过处理后与其配偶的卵子在体外结合后移入子宫内，使母体受孕。不仅如此，冷冻精子库的建立还可帮助男方已经结扎而独生子女夭折的夫妇再度生育自己的孩子。因此，冷冻精子库的建立，不仅扩大了 IVF-ET 的适用范围，也为 IVF-ET 的研究增添了新的内容。试管婴儿的成功，不仅解决了不孕患者的生育问题，而且还将对探索人类衍化、发展的历程产生深远的影响。

1997 年，英国科学家威尔莫特成功地培育出克隆羊多莉轰动了全世界。克隆技术的突破是一项重大科技成果，然而，它也产生了一系列伦理和法律问题。人们迫切要求国际社会制定有关伦理准则和法律条文，规范这种技术的研究和应用，使它最大限度地造福人类。1998 年，英国罗斯林研究所科学家研究一种克隆新技术，不仅有望做到在克隆过程中不使用卵细胞，而且还可省却胚胎发育步骤。有人认为，如果新技术证明可用于培育治疗疾病所需的人体组织和器官，那么将有可能消除一些伦理上一直困扰人体治疗性克隆研究的障碍。因为利用新技术进行治疗性克隆时，体细胞的细胞核不是注入去核卵细胞、而是与去核的胚胎干细胞进行融合，由此形成的新细胞可不经过胚胎阶段，而直接发育成所需的组织或器官。利用克隆技术、转基因技术可以用来解决目前疾病治疗中的一些问题，如移植器官的缺乏，但跨种间的器官移植是否会导致人类染上一些原本仅在动物身上才有的疾病也是值得担忧的。

4. 再生医疗技术

1999 年科学家成功分离人体胚胎干细胞的新闻轰动了世界，美国《科学》杂志将干细胞研究列为当年世界十大科学成就之首。医学家们意识到干细胞的研究和应用将为医疗保健事业的发展提供巨大的动力。干细胞何以如此神奇？这主要是因为干细胞是未成熟细胞，具有再生各种组织器官和人体的潜在功能，故被称为"万用细胞"。医学家们寄希望于利用干细胞的分离和体外培养，在体外繁育出组织或器官，并最终通过组织或器官移植实现对临床疾病的治疗。

人体干细胞分为全能干细胞、多能干细胞和专能干细胞三种类型。所谓全能干细胞，就是可以分化成人体的各种细胞，这些分化出的细胞构成人体的各种组织和器官，最终发育成一个完整的人。人类的精子和卵子结合后形成受精卵，这个受精卵就是一个最初始的全能干细胞，受精卵继续分化，在前几个分化过程中，可以分化出许多全能干细胞，提取出这些细胞中的任意一个放置到妇女子宫中，就可以发育出一个完整的人体。在理论上，一个受精卵可以发育成多个同样性状的婴儿，多胞胎的出生就是很好的证明。全能干细胞在进一步的分化中,会形成各种多能干细胞,这些多能干细胞不再具有分化成所有干细胞的能力,这时的细胞分为外层细胞和内层细胞,外层细胞会继续发育形成胎盘和其他对发育过程至关重要的组织。内细胞团将会发育成人体的所有器官。尽管内细胞团可以形成人体所有类型的细胞,但它们并不能发展成个体,因为它们不能产生胎盘和在子宫发育时必需的一些组织。多能干细胞经过进一步分化,成为专能干细胞,专能干细胞只能分化成某一类型的细胞,比如神经干细胞,专门分化成各类神经细胞;造血干细胞,则分化成红细胞、白细胞等各类血细胞。

目前,无法用药物治愈的人体组织病创,主要依靠移植人工脏器和异体器官移植互为补充。而现有的人工脏器还不能与机体很好相容,植入人工心脏瓣膜的病人为防止形成血栓就必须每天服药;植入人工关节的年轻患者由于人工材料的损耗,常常要再施手术。而器官移植面临的最大难题就是供体的匮乏,能够等到捐赠器官的患者只能用"幸运"来形容,即使移植成功,由于不是患者自身的器官,常常出现排异反应,病人必须不断服用具有毒副作用的免疫抑制剂,即便如此,存活率仍旧不高。

而人类干细胞的研究和开发将为解决上述难题创造新的机遇。干细胞的研究和开发也被称为再生医疗,即将从胚胎干细胞中培养出来的细胞、组织移植到人体内,使有病或受损伤的组织和器官得以再生和恢复。从理论上讲,使用胚胎干细胞能够培养出心、肝、肾等内脏器官和骨骼、皮肤、神经细胞、角膜等各种组织和器官。最近,医学家在人类干细胞研究方面接连获得了重大突破。已有人进行人体胚胎干细胞分离,采用细胞克隆技术,在体外用特殊的细胞培养液使神经干细胞分裂增殖,"发芽"后形成突起,建立起神经纤维联系,这项最新技术在国外已成功应用于治疗高血压脑出血和脊椎损伤造成的瘫痪。体外皮肤再生技术也取得了重大进展。我国医学家已成功施行外周血造血干细胞移植,这可能是目前治愈再生障碍性贫血的唯一途径。此外,人体小血管、中枢神经细胞、血液细胞、骨、关节、韧带、心肌、心脏瓣膜、小肠、膀胱、食管、气管、乳房(脂肪组织)、眼角膜、视网膜、毛发等组织的干细胞再生器官研究也正在进行中,有些已进入试验性的临床应用。

毫无疑问,以干细胞培养技术为基础建立起来的再生医学,将成为医疗保健中最引人注目的学科。在不久的将来,诸如白血病、再生障碍性贫血、帕金森病、糖尿病等多种目前尚难以治愈的疾病都将被攻克。当然,目前在胚胎干细胞研究方面还存在着一系列有待解决的问题,尤其是胚胎干细胞研究实际上就是操作早期生命,对此,社会各界反应不一。有人认为这是违背伦理的,但大多数人持赞同意见,只是强调研究者应保持慎重态度。

20 世纪以前,医学技术的进展是相当缓慢的,医生们凭借有限的药物和实践中摸索的经验,为病人解决力所能及的问题。在 20 世纪,这种局面发生了根本性的变化,医学不仅获得了控制疾病的武器,而且还掌握了操纵生命的密码。然而,现代生物技术在医学中的广泛应用虽然挽救了许多病人的生命,延缓了死亡的进程,但是它给病人和社会带来的沉重经济负担,高新技术引起的社会、伦理和法律问题也越来越受到人们的关注。如何解决现代生物技术发展中的这些矛盾,使之能真正地造福于广大人民群众,已成为现代社会必须解决的迫切问题。

三、遗传伦理:体细胞基因治疗的伦理学问题

基因治疗是 20 世纪末发展起来的一种治疗手段。它通过把基因植入人体而达到治疗疾病、改善病人生活质量的目的。一般将其分为四类,即体细胞基因治疗、生殖系基因治疗、增强基因工程和优生基因工程。自基因治疗诞生之际,就引起了广泛的伦理学争论。赞成者认为基因疗法将使一些遗传性疾病从根本上得到治愈,在医学上治疗由突变引起的缺陷,改变造成疾病的基因型是符合伦理学的有益原则的。反对者则怀疑是否有足够的实验确保这种技术在人体应用上的安全。他们感到基因治疗是不寻常的,它可能导致遗传控制的滥用、降低了人的价值。

的确,基因治疗涉及转基因的安全性、对病人的保护、对家庭的影响以及社会对基因治疗的态度等诸多伦理学问题。考虑到这些因素,目前医学界对基因治疗持审慎态度,且主要限于体细胞基因治疗方面。尽管如此,基因治疗的伦理学理由依然需要得到辩护。

1. 政府伦理指南

基因治疗引起的伦理学争论与生殖技术和遗传监测等不同,后者只是在技术上成为可能,应用于临床时,才引起关注,而基因治疗则事先就引起了各国政府的重视,许多国家都制定了有关基因治疗的伦理指南。如在美国决定研究者获得政府同意对人体基因治疗实验的程序相当复杂,研究者必须回答如下问题:为什么该病适合于基因治疗? 该治疗是治愈这种疾病还是缓解之? 有替代疗法吗? 效果如何? DNA 技术细节和选用载体? 如何确保新基因的适当插入和调节使之在病人体内成功表达? 在非人灵长类动物身上是否做过类似实验?

人体基因治疗长期延搁的主要原因是技术困难、对实验治疗对象危害和人类

遗传工程的担忧。因此,确保技术的安全性、保护病人免于不道德的实验是政府指南的关注重点。尽管自 1974 年首次进行细菌的遗传操纵实验以来,基因治疗技术进展迅速,但将之应用于病人时,技术上的伦理学辩护依然是重要的。

在病例选择方面,被确定为实验对象的病例应有伦理学的依据。必须遵循知情同意的原则,使病人认识到该治疗是有利的。为了保护病人免于被滥用的可能,基因治疗应当是考虑了所有替代疗法后的最后选择。同时应制定详细的计划,以便获得充分的信息,有助于未来的实验。第一例人体基因治疗的临床试验是在经过 8 个委员会 15 次评估后才得到批准的,由此可见对待基因疗法的慎重态度。从治疗效果上看,基因治疗的后果必须是有益于病人的。新基因必须正确地插入靶细胞并保存足够长的时间以发挥作用,新基因还必须在细胞内适当的水平表达。

2. 转基因的安全性

确保新基因的安全性是至关重要的。有关新基因及作为载体的病毒潜在的危险性一直是有争议的问题。一种观点是基因治疗对病人本身的危险性并不比许多其他实验性治疗高。另一种观点则认为遗传调控的稳定性是难以预料的,可能在治疗多年以后,环境变化能引发未预料的事件。基因治疗要求新基因必须穿过细胞膜进入细胞核,这要求有穿透力强的 DNA 载体的辅助,现在一般是利用未活化的病毒作为 DNA 的载体。因此作为载体的病毒的潜在威胁是应该考虑的,若转导系统充分稳定,不可能形成感染性的突变病毒。然而,最近已观察到一些逆转录病毒媒体在细胞内重组,产生野生型感染病毒的频率为万分之一。这些病毒寄居在体内,虽然不会对外有威胁,但应考虑到其潜在的危险。例如病毒可能与人体中的活跃病毒结合,重新获得毒性,并可通过血清接触而感染他人。支持基因治疗的人指出:基因治疗作为一项治疗疾病的新技术,应当像其他治疗一样去对待它。它引起的深刻反应,是因为它涉及改变我们的生物学基础,其过去仅被药物改变。实际上它对病人似乎是一种更好和更安全的治疗,因为它将避免由危险性药物引起的许多副作用。虽然,基因治疗因直接改变 DNA 而比其他替代治疗有更多的未预见的风险,但从长远的观点看,基因治疗更安全。

由于基因治疗限制在体细胞治疗上,只影响病人的体细胞,不会影响到生殖细胞。实际上,从遗传上改变生殖细胞的危险性并非基因治疗所独有,其他治疗如癌症化疗、放疗、某些疫苗也有这种危险。也有人认为,遗传操纵在本质上不同于其他治疗技术,但是,药物引起的基因改变在效果上等同于直接插入新基因而改变病人的基因型。

3. 临床试验中的伦理学问题

临床试验主要应考虑病人的安全,即不伤害原则。随着临床实验的积累,可以认为应用体细胞基因治疗作为一种选择性治疗,对许多疾病是有益的。选择治疗的唯一原则是病人利益第一,确保无危险。这也是目前不试验生殖系基因治疗的主要原因,因为我们尚不知其可能出现的副作用或某些病毒流行的远期危害。

在缓解病人痛苦的过程中,医生采用的每一种行动都是实验。由于个体差异,在一种特殊疾病治疗中,没有一种诊断和治疗类型可被证明优于其他的。当权衡病人从研究中获得利益更大时,承担一定风险是可接受的。如果实验对象没有个人利益,仅是为未来病人的利益,提供给受试对象充分的信息和知情同意是必需的。任何实验都将最有利于病人,为了治疗疾病的遗传操纵在伦理上是可得到辩护的。可用治愈或缓解疾病与治疗本身所带来的可能的消极后果之间的平衡,来评估接受遗传治疗的危险性。

目前申请基因治疗的病人多为患致命性疾病、遗传性疾病者。应用基因治疗的主要责任限于医学研究者,病人权利问题也是基因治疗中应考虑的。保护病人免于在未做动物试验前就直接接受试验。仅用知情同意来管理遗传工程是不够的,因为不适当的知识可能被利用。贫穷可能导致病人去研究医院,而不是去费用昂贵的替代治疗医院。某些传媒可能误导公众,以至于他们的乐观主义不是基于事实。基因治疗将用于许多儿童疾病,关于儿童的医学实验应依据赫尔辛基宣言的有关论述进行伦理学评价。此外,近来科学家发现,接受基因治疗病人的免疫系统把植入新基因的细胞视为异己,予以排斥;外来基因以无害病毒为载体植入细胞后,被认为是细胞受感染,引起免疫系统对它们进行攻击和破坏。从而导致一些病人不能从基因治疗中充分获益,甚至造成新的痛苦。因此,谨慎应用基因治疗,防止操之过急十分重要。那种为了经济利益而仓促上阵是不道德的。

尽管如此,当我们面对病人的痛苦时,重要的是立即解除病人的痛苦,而不是推测其在未来某时可能因滥用而造成的后果。这是生命伦理学的一项基本原则——有益原则。技术的滥用是不道德的,然而延误在医学上是安全的技术的应用同样是不道德的,认识到这一点也是重要的。在许多方面,体细胞基因治疗的应用与其他治疗相比不会带来更多的伦理学问题,但我们仍然需要考虑到该技术可能出现的副作用。新的医学技术总是存在着某些未知的危险性,因此,当我们反对某事时,应当明确是因为它是错的还是因为它不是"正常的"。在某种程度上,医学治疗都是不自然的,但它们却是有利于恢复人体生命的自然过程。

4. 对家庭和社会的影响

可以认为体细胞基因治疗技术将不会影响我们家庭生活的性质。它将仅影响到少数人,接受基因治疗的人将同健康人一样,或至少比病人更好。有人担心父母可能通过遗传调控来选择孩子的特征,并可能导致家庭关系的改变。这是混淆了体细胞基因治疗与生殖细胞基因治疗。由于医疗费用的有限性,考虑基因治疗的经济因素是重要的。迫切的问题是我们是否应该花费卫生资源在这一方面而不是在医学领域的其他方面,若应该的话,花费多少是恰当的,它符合公正原则吗?目前,发达国家医疗费用用于治疗上非常高,遗传病患者常规治疗费用也是很高的。基因治疗技术一旦成熟,它将是一种更便宜的治疗,因为病人可能通过治疗而得以痊愈。这种观点可能扩大到使用生殖系基因治疗,因为它将比体细胞治疗更便宜,虽然在其他方面有更多的阻碍。从长远的观点看,基因治疗可降低一些疾病的治疗费用,替代目前昂贵的治疗措施,它在伦理学上是可辩护的。

体细胞基因治疗已引起了许多人心中不必要的担忧和恐惧,这主要是由于某些舆论的误导,以及与生殖系基因治疗相混淆,认为基因治疗将意味着是改变人种的遗传工程。体细胞基因治疗仅涉及被治疗的个体,相比起来一些药物的副作用更令人担忧,如药物造成病人的 DNA 损害,选择性流产技术对人群基因库的影响比任何其他医学治疗都大。

公众对高技术研究的未知是人们害怕基因工程的原因之一,这可以通过宣传教育来解决。我们正在通过饮食、环境和其他医学技术改变我们的性质时,我们对基因治疗更敏感。具有讽刺意味的是,我们的文化和社会结构改变我们的人格、个性和人类的作用在程度上比选择少数基因要大得多。随着时间的推移和基因治疗技术成为一种常规,未来公众的观念可能会发生转变。尽管依然会有人视之为不道德,但通过宣传教育,扭转人们因错误信息而造成的怀疑,人们将会有更大的容忍度。

我们用基因治疗去治疗疾病,并非意味着我们将通过基因操纵来选择人类的行为、道德或容貌。这是两个不同的问题,两者之间存在着道德上的鸿沟。如可用生长激素替代疗法治疗侏儒症,但如为了体育运动,将之用于正常人使其长的更高则是应该反对的。

生物医学研究的目的是减轻人类的病痛。基因治疗技术为我们提供了一个治疗疾病的新途径,存在的问题是它是否在道德上和社会上能被接受。作为一项新技术不能要求它达到最合理时才应用之,即使全社会都赞同,应用时仍会遇到道德上的难题。已有人将基因治疗看作为预防性治疗,它可从根本上预防疾病,但是,我们还应记住存在着另一类预防疾病的措施,如好的饮食习惯和生活方式、健康教育,也应当是我们关注的。

目前,基因治疗主要用于威胁生命且尚无其他有效治疗、由单一基因缺陷而引起的疾病。该病可通过把正常基因插入骨髓而得以治愈,不需要精确的基因表达调节。基因治疗的主要不利是新基因在体细胞内的表达和适当调节上的困难。基因治疗也提供了引入正常遗传因子的可能性,如可提供抵抗药物的正常骨髓细胞,使之在癌症化疗时能存活,是治疗癌症的又一工具。因此,体细胞基因治疗基本上与现有的治疗一样,是符合生命伦理学原则的。随着基因治疗技术的不断完善,它将为治疗更多的疾病提供有效的手段。

四、安乐死的历史与当代挑战

"安乐死"(euthanasia)一词是17世纪英国哲学家 F. 培根(1561—1626)创造的。它来源于希腊语 euthanatos,eu 意思是"好的"或"高贵的",thanatos 意思是"死亡",euthanatos 是指安宁、无痛苦的死亡。

1. 西方安乐死的历史

在西方宗教和世俗传统里,既有支持也有反对安乐死的思想。希伯来人认为,生命是天生宝贵的,没有神的指令生命决不能被毁坏。长寿是对正确行为的奖赏,而早夭通常归结为不顺从和罪孽。犹太教赞同积极缓解濒死病人的疼痛,但决不能加速病人的死亡。杀死病人以使之免除痛苦的医生被认为是谋杀者。结束那些可能在社会上被认为是无用的生命是绝对禁止的,包括杀死或抛弃有严重缺陷的新生儿。在禁止安乐死的同时,犹太人也接受两种尊严地死亡(euthanatos)的思想,即照顾濒死者和放弃治疗让濒死病人自动死亡。在 Talmud 中,尊严地死亡是指慈善的死亡,而不是慈善杀人。濒死病人将得到在场的牧师、亲属、朋友和医生的安慰,允许为生命的结束而祈祷,一旦病人"去了",延长濒死、阻碍灵魂分离的治疗将被中止。

古代希腊人将健康视为人的优秀品质。在这种思想影响下,希腊人把上等地位的原因归于健康,并认为病人是弱者和地位低下的人。为了促进健康,希腊人制定了许多关于食物、饮料、锻炼、卫生、睡眠等的摄生法,其目的是"给所有病人带来健康和维持正常人的健康"。希腊医生承认医术的局限性,认为医治的目的是"缓解病人的痛苦,减轻其疾病的损害,并拒绝治疗那些已被疾病所控制的人"。古代希腊罗马人关于安乐死的观点与其对健康、治疗和人的优秀的理解是一致的。希腊医生以及哲学家,如苏格拉底、柏拉图和从芝诺到塞涅卡的斯多葛哲学家都为让严重疾病和痛苦的病人死亡而辩护。苏格拉底和柏拉图认为,慢性病患者是消费性的,他们不能进行积极的、对社会有用的活动,反而消耗家庭和社会的必需资源,因此,结束他们的生命是可以得到辩护的。

上述观点和实践显示了古希腊罗马人思考和进行安乐死的两种形式:因痛苦而自愿死亡和非自愿地结束不必要人的生命,包括对有缺陷和疾病的婴儿的致死。柏拉图认为他们将给国家带来巨大的负担。然而,亚里士多德却反对因羸弱多疾而有意结束生命,虽然他也为杀死有缺陷新生儿而辩护。亚里士多德主张应勇敢地面对死亡的高贵,而不是面对痛苦时胆怯地放弃生命。希波克拉底的誓词要求医生"绝不给任何要求致死药的人致死药,也不做这方面的建议"。

基督教是反对自杀和安乐死的。从早期教会至奥古斯汀(354—430)时期的基督教神学作品中,基督徒赞扬忍耐和意志坚定的品格,主张在困境中保持信仰和希望。基督徒重视躯体的存在,强调生命的自然价值是基于耶稣的教诲:所有的人都是神的儿女,神照顾那些病人、体弱和濒死者,并将治愈力传给早期教会的领导,培养他慈善、同情以及对病人和穷人的爱的美德。基督徒谴责角斗士角斗、流产、杀婴和自杀。基督徒认为没有人有权通过自杀来分离一个人神圣的心身统一体。与亚里士多德一样,奥古斯汀认为自杀是怯懦,把自杀看作是对第六命令"不应该杀人"的反对。他还认为自杀是一种不可挽回的罪孽,因为它排除了后悔的可能性。阿奎那和近代罗马天主教也反对自杀。自杀和因疼痛而安乐死在过去和现在都被认为是违背天主教传统、违背自然法、违背公民的社会完好、违背基督徒怜悯、最重要的是违背上帝掌握人类生命的统治权的。

近代以来关于生和死的问题,新教与天主教的思想差别逐渐显示出来。虽然,新教依然认为自杀是违背自然法的,但有些自杀,例如因精神疾病所导致的自杀并不违背自然法和人类理性。在临终病人自我结束生命的道德问题上,Paul Ramsey 和 Arthur J. Dyck 反对自愿安乐死,而另一些新教伦理学家,如 Joseph Fletcher 和 Paul D. Simmon 赞成遭受疼痛和致死疾病病人的安乐死。他们认为当人的存在尊严被临终疾病所降低时,仁慈、爱、个体价值和尊严可为结束生命而辩护。关于死亡道德,新教徒一般同意当生命被先进技术延长,但不具有恢复健康的可能性时可中止治疗。Ramsey 讨论了"仅仅照顾濒死者"问题,提出对于濒死者,医生可以中止无用的治疗,但决不直接地结束生命,而应当积极地照顾、安慰和仁慈地出现在濒死者面前。Ramsey 的观点体现了尊严地死亡——安逸、舒适地使濒死者的死亡进程缩短。

启蒙主义最伟大的代表人物之一——休谟对自杀抱有宽容的态度。休谟在其"论自杀"（1783）的论文中，从正面抨击了强迫个体延长"不幸的存在……以免触犯他的制造者"的"迷信和伪宗教"。休谟批评了阿奎那反对自杀和自愿积极安乐死的主要观点，认为无法克服疼痛并伴有希望去死的病人，应该被看做是"从生命中感召人那里获得了最清楚最明确的表达"。休谟的观点类似于苏格拉底和柏拉图，他认为就一个人对社会的责任上来说，自杀是道德的。他推理遭受疼痛达到否定他们的社会价值的人们，就没有道德义务去延长他们的生命。不过，休谟观点遭到了康德的批评，康德认为自杀是不道德的，因为自杀不能被要求作为一种普遍的行为过程，其没有潜在伤害道德的各种可能性，即理性的存在。康德还把安乐死视为侵犯一个人对上帝的责任。尼采（Friedrich Nietzsche，1844—1900）以及其他提倡诱导死亡者，呼吁人们在临终疾病熄灭了快乐和社会作用时，他们有结束生命的自主权。在 19 世纪末，英美医学界开始讨论是否允许对不可治疗患者诱导死亡，因为此时他们已能较准确地诊断不可治疗性，并且有氯仿和吗啡作武器，用于缓解痛苦和无痛苦地结束生命。

19 世纪中叶，美国医学会伦理准则提出："不应该因疾病是不可治疗的而放弃病人，因为病人住院可能是高度有意义的……甚至在致命疾病的最后阶段，通过缓解疼痛和其他症状，通过安抚精神苦恼。"事实上，许多在诊断临终疾病、保持希望和缓解疼痛的"科学"培养下成长起来的医生，并不赞同安乐死。医生们相信，随着诊断和治疗能力的发展，通过医疗干预来延长生命的机会大大增加，例如人工呼吸、服用士的宁、牵扯舌等。

2. 当代医学的挑战

在 20 世纪，随着维持生命的技术的发展，有关"安乐死"的讨论再次引起社会的广泛关注。早在 20 世纪初，发明了通过心脏按压和心内注射肾上腺素的人工复苏。30 年代，各种呼吸机投入使用，50 年代初，人工呼吸机已普及。从 50 年代至80 年代，巨大资源花费在开展心导管等新技术上。随着抗凝剂的发现（1916），到50 年代中期，血氧处理器在外科中被发展和应用。60 年代，现代心脏起搏器的临床应用。在美国从 40 年代至 60 年代，医生维持生命的责任感明显增强。唯恐背叛理想和职业训练的动力，以及家属的期盼，许多医生感到他们应该去做可能维持生命的每一件事情，而不是"仅仅让病人死去"。即使面临不良预后，英雄式的治疗通常持续到病人经历了巨大的疼痛,器官系统衰竭,病人家属达到悲痛欲绝的地步。

20世纪60年代末,人们开始对降低尊严、花费巨大而且通常无效的延长生命的尝试感到不满。这种不满情绪导致了对讨论死亡和濒死问题的复苏、广泛提倡病人权利、建立临终关怀医院和医院的关怀病房等一系列运动的兴起,其目的在于恢复对濒死病人人道照顾和安抚的传统,寻求使临终病人免于作为标准治疗的不得不忍受的生命维持措施。

人们一方面从犹太教、天主教和新教传统中,寻找允许撤除生命维持措施、让临终病人死亡的根据;另一方面,医学界根据世俗的医学伦理学原则:尊重病人选择的自主性,来为放弃治疗寻求辩护。从1975年撤除Karen Ann Quinlan的呼吸机,到1983年撤除Claire Conroy的水和营养,病人和家属已获得了在无法挽救的疾病面前放弃治疗的权利。

不过,20世纪"安乐死"的消极甚至灾难性影响也令人反省。20世纪30年代,欧美一些学者相信人类进化取决于适者生存(社会达尔文主义),他们用遗传来解释诸如"低能"、酒瘾和犯罪等状况。德国学者Ernst Haeckel(1834—1919)依据优生学和社会达尔文主义理论,主张躯体上和精神上不可治愈的德国人可通过采取无痛苦的死亡,将其从不幸中解脱出来,为"促进德国大众的健康……以确保……他们种族的和遗传天资的充分潜力。"在德国这种信仰为医生、学术界和科学家们所广泛接受,发展为包括鼓励健康者结婚的"积极种族卫生"和对低能者绝育和诱导死亡的"消极卫生运动"。这一思想后来被希特勒作为国家社会主义的政策所采纳。1939年,希特勒颁布了一个简短的法令:患有精神疾病的青少年和成人应该处死。这个法令导致成立了一个机构,它安排医生直接利用伪装成淋浴的气仓,杀死了8万~10万人。后来,犹太人、吉卜赛人和其他被认为是国家健康的危害者,被列入大规模的根除计划。虽然这个计划仅持续了6年,但它所造成的巨大灾难永远刻印在人们的记忆中。

第二次世界大战以后,世界医学会以及一些国家的医学会谴责了纳粹灭绝种族的计划,包括杀死有缺陷的和不可治愈的病儿和成人。然而,1960年以后,可挽救早产和严重缺陷新生儿的生命挽救技术的发展和应用,使得关于是否允许婴儿的非自愿安乐死再次成为尖锐的问题。例如,在美国对是否允许患有唐氏综合征和肠梗阻的儿童饿死的问题,引发了持续不断的争论。支持允许某些患此病婴儿安乐死的人,认为重点在于应该限制将新技术用于那些表明不能发展为正常人的婴儿,或那些处于自身持续的痛苦和对家庭造成严重负担的婴儿。赞成者呼吁尊重个人自主和宁静死亡的观念,赞同病人免受疼痛和摆脱无尊严的疾病的希望,认为需要保护有同情心的医生免受杀人的指责,提倡仁慈的美德。反对者则认为,积极安乐死的立法有损于医生的治疗作用和对固有医患关系的信任;它伴称临终病人能做出清楚的道德判断;它增加了部分病人业已存在的罪恶感和负担,并可以导致对那些躯体上和精神上有严重损害但不是临终病人的自愿者实行安乐死。

在 20 世纪 80 年代后,美国支持安乐死立法的人数持续增加。1983~1991 年间进行的全国调查中,询问法律上是否应该允许在病人本人和家庭要求下,医生可以结束那些不可治疗病人的生命时,63% 的美国人回答"是",而 1950 年的赞成率仅为 36% 。这种态度的转变主要来自病人害怕增加家庭负担,害怕被迫生活在痛苦中和对延长生命机器的依赖,以及安乐死在学术圈、出版物和畅销书中的讨论和提倡。

20 世纪 90 年代初,广泛传闻荷兰已通过积极安乐死的立法,实际并非如此。有调查表明,54% 的荷兰医生做过安乐死,1.8% 的荷兰公民根据要求用致死药物而结束生命。只要医生的行为是依据案例法和荷兰医学机构制定的指南,就可免于政府的起诉。指南规定这些病人必须是患不可救治的疾病;必须遭受难以忍受的疼痛;必须清楚和坚持要求结束自己的生命。荷兰的准法律允许主动安乐死基于已有的 4 个世纪的宽容传统和认为人对自己的生死负责的世俗思想。在荷兰,反对安乐死的人认为,积极安乐死在大范围上将滑向"慈善杀人",由神创造出的人类没有权利结束自己的生命。

纵观西方安乐死的历史演化,当代欧美关于医生诱导的自愿安乐死的争论,可归结为犹太和基督教传统主义与希腊罗马思想转化的世俗和启蒙主义的论争。此外,论争者也都注意到纳粹的暴行。所造成的灾难性后果。关于尊严死亡的不同概念和实践,反映出人们对世界的不同理解。对生死意义的每一种理解都贯穿了人类的价值和尊严。虽然,随着文化和历史的发展,一些问题在表面上发生了改变,但是上述历史观在现代西方依然存在。这些问题之所以成为不朽,是因为爱思考的人们对它的不懈探求,他们或是天主教或新教徒,或是康德或休谟的信徒,或忠于希波克拉底誓词的医师。这些团体共存于国家里,构成了西方安乐死观念的多元化。多元化使得不同观点的人们自由地阐述自己的观点,并寻求说服其他人接受他们的观点。广泛的讨论使得不同观点的人们去发现他们可能赞同的照顾濒死者的方式。虽然一种观点可能暂时压倒其他观点,不过西方多元化将可能使得安乐死的争论永无止境。

五、医学怀疑论能走多远

现代医学在为增进健康、减少疾病提供越来越多好处的同时,也面临着许多棘手的问题。在过去的一个世纪里,随着一系列严重危害人类生命和健康的传染病、寄生虫病和营养缺乏性疾病得到了有效的控制,以至于人们乐观地相信,不久之后其他疾病也将会被逐步消灭。然而,令人遗憾的是,时至今日,不仅许多慢性病的防治尚未获得令人满意的结果,而且又遭遇到艾滋病、疯牛病等新的疾病,以及性传播疾病、结核、疟疾等老疾病的复燃。此外,还有医学技术应用中未曾料到的后果:医源性和药源性疾病——由于诊断治疗过程或药物的不良反应而引起的疾病,从而导致人们对医学产生疑惑并提出批评。

在不断高涨的批评浪潮中,麦克塔格特女士《医生对你隐瞒了什么》一书的出版,再次掀起巨大的波澜。作为美国著名的新闻记者和畅销书作家,麦克塔格特以纪实性体裁,披露了现代医学中一些鲜为人知的秘密,使读者感到"在许多情况下,现代医学所谓的治疗措施实际上比疾病本身还要糟糕"。

麦克塔格特自己曾饱尝不明原因慢性病痛的煎熬。由于诊断不明,尽管尝试了形形色色的治疗,却症状依旧,以至于周围的人怀疑她的不适都是凭空想象出来的,她本人也甚至因此而感到绝望。在经历了慢性病痛的长期折磨后,麦克塔格特对现代医学的治疗效果产生了怀疑,并在另一位对现代医学持批判态度的医学家的鼓励下,开始对医疗实践中的潜在性危险进行时事通报。

麦克塔格特以收集到的诊断、预防、药物和手术治疗中暴露出问题的事例,试图揭示现代医学中不科学的一面。从最普通的血压测量、心电图检查的不稳定性,到 CT 和 MRI 扫描准确性的问题;从产前羊水诊断失误到癌症筛检的无效性;从各类插入性镜检的危险性到对超声波检查是否无创的问题,麦克塔格特几乎对所有的临床和实验室检查都提出了质疑。胆固醇增高是否是冠心病的真正元凶?传染病的控制是否应当完全归功于疫苗接种?激素替代疗法是否是预防骨质疏松症和冠心病的良方?该书的作者均给予了否定性的回答。作者甚至认为,那些常用于治疗哮喘、关节炎和湿疹等严重慢性疾病的药物,对症状的改善十分有限,并可导致病情更加恶化。医生们热衷推行的各类手术治疗,大多也大可不必。作者在书中利用了大量来自权威机构和学术期刊上的资料以及著名医学专家的言论来佐证自己的观点,无疑增加了该书的批评分量。正如美国医学家基思·芒贝博士所指出,该书到处都是极具颠覆性的信息,无疑是在现代医学领域投下了一枚炸弹。

应当承认,麦克塔格特在《医生对你隐瞒了什么》中所指出的现代医疗技术中的问题基本上是存在的,但关键在于如何看待这些问题。自古以来,医疗就是一项高风险的事业,无论是古代的放血疗法,还是现代的心脏外科;无论是服用中草药,还是应用砷汞制剂;或者本书中提到的各类疫苗注射,以及癌症的化疗,都会对人体产生不同程度的不利影响。即便是大众所相信的所谓"绿色自然药物"、所谓"无毒、无副作用"的各类传统草药或补充营养剂,不恰当的使用不仅无助于健康,甚至会对机体造成伤害。实际上,任何诊断治疗程序都是对正常的生命活动的干预,即便是医生的言语。问题是病人不得不承担这种风险,因为相对病人所患的疾病本身来说这些诊断治疗所造成的不利就小得多了。

医学技术是一个日新月异的发展领域,人类对健康和疾病的认识是一个不断深入的过程。20 世纪 30 年代风行一时的用气胸、膈神经切断术治疗肺结核的方法,早已被淘汰;现代时髦的人工脏器替代,很可能也只是医学史上的昙花一现。美国著名医学家刘易斯·托马斯将这些技术形象地喻为"半吊子技术",但同时他也承认这种没有办法的办法,往往是医生为挽救病人的生命而不得不做出的选择。因此,在相当程度上,医生并不是有意向病人隐瞒了诊断和治疗程序的潜在危害,而是处在两难境遇。还有一点需要指出的是,作者在书中强调的诊断治疗程序造成的危害,实际发生的概率是很小的。作者以畅销书的写作风格,对于医学技术尖刻的讽刺,无疑增加了读者对医疗过程的关注程度,更加小心地对待医生要求的诊断检查和开出的药物处方。然而,这种过于夸张的描述实际上可能误导读者,可能导致读者怀疑所有医疗程序的有效性,回避应当的检查而延误病情。

我们应当在历史的框架内理解现代医学存在的问题。我们今天生活在一个医学迅速发展但又充满怀疑的时期。指出医学中的这些问题并不是为了发泄对医学的怨恨,而是为了使医学更好地为增进人类健康服务。

参 考 文 献

[1] Baron J. Thinking and Deciding. 3rd ed. Cambridge:Cambridge University Press,2000.

[2] 马继兴. 马王堆古医书考释. 长沙:湖南科学技术出版社,1992:204,304.

[3] www. smdm. org, cited 2004-11-24.

[4] Cebul RD,Beck L H. Teaching Clinical Decision Making. NY : Praeger Publishers,1985:4.

[5] www. psycho-oncology. net/mdmu. html, cited 2004-11-24.

[6] Eddy DM. Clinical Decision Making. Boston:Jones and Bartlett Publishers,1996.

[7] Meropol NJ. Decision making and communication regarding cancer treatment and prevention. Fox Chase Cancer Center 2003 Scientific Report, 2003:1-3.

[8] Beck JR,Pauker SG. The Markov process in medical prognosis. Med. Decis. Making,1983:3(4): 419-458.

[9] 国务院新闻办公室. 中国人权发展 50 年. 光明日报,1999-02-28.

你可以用套环去搜寻它——仔细地搜寻它；

你可以用尖叉和希望去猎获它；

你可以用双刀犁铧去威胁它的生命；

你也可以用你的微笑和媚态去迷惑它！

——刘易斯·卡罗尔《斯纳克之猎》

第五章　医学人文学研究的理论与方法

　　医学人文学科从社会、政治、伦理、宗教、哲学、历史等领域,应用马克思主义、后现代理论、女性主义、文化研究等理论与方法,进行多学科和跨学科研究,考察医学的社会文化维度,寻找为什么当代医学出现悖论的原因,探讨围绕健康和疾病问题的矛盾、冲突和情绪。20 世纪下半叶以来,随着医学人文学科的发展,研究者们面对新问题,应用新的理论与方法,开拓新领域,极大地丰富和深化了人们对疾病的本质与价值的认识。以问题为导向的医学人文学科研究是最具影响的研究纲领,它以健康与疾病在社会文化境遇中的演化来透视当下医学领域的热点问题,强调跨学科研究的重要性,极大地丰富了医学人文学科研究的内涵。

一、社会建构论

　　20 世纪 60 年代开始,社会建构论(the social constructionism)的理论与方法受到健康与疾病社会学和医学史领域学者的关注,涌现出一批学术研究专著[1]。所谓社会建构论是一个概念性的框架,强调事物与现象除其自然特性之外,还有着文化和历史的维度;强调事物与现象的意义不仅是其自身固有的,而且也是在相互作用的社会与环境中发展起来的。社会建构论认为,所有的知识都是社会关系的产物,是变化而不是固化的,进而医学知识也不是普遍性的、独立的,而是现实社会结构中的一部分,因此在考察医学知识的演化与医疗保健活动时,不仅需要考察疾病实体、病痛状态和身体经验,更应关注它们是如何通过社会实践所认知与解释的。

用社会建构论的理论与方法阐释疾病与病痛,源自对疾病(生物学状态)和病痛(社会意义的状态)区别的广泛认同。一般人们会将疾病看成是普遍的和不随时间和地点而改变的(无论是流感、肺结核,还是艾滋病、糖尿病),但病痛的社会意义则是由文化和社会制度塑造的。在过去几十年里,社会建构论为解释医学思想和医疗实践受文化影响提供一个颇有说服力的理论框架。社会建构论者为歇斯底里、神经症、同性恋等文化相关性疾病提供的解释模型,强调了社会文化因素与医学因素的共同作用,由于这类疾病在生物学上的病理机制既可证实又难确诊,因此为疾病解释的社会建构预留了足够的空间。例如,拉什(W. Rushing)在《艾滋病的流行:一种传染病的社会维度》(*AIDS Epidemic: Social Dimensions of an Infectious Disease*)中,从社会原因和社会反应的角度上研究了艾滋病流行引起的社会争议,考察了医学界与普通公众之间对艾滋病的不同反应以及对人们的行为与疾病关系的解释[2]。阿罗诺维兹(R. Aronowitz)在《理解疾病:科学、社会和疾病》(*Making Sense of Illness: Science, Society & Disease*)中描述了不同时期疾病观念的变化:从疾病被认为是有机体与环境之间平衡紊乱的结果,到疾病被看做是一种特殊的、可以通过实验室研究而发现的实体。阿罗诺维兹对传统的完全从科学角度解释疾病的方法提出了挑战,他认为对疾病进行分类实际上是一种"社会协商的过程"(social process of negotiation)[3]。

考察特定社会文化境遇中的疾病问题,不仅有助于深化人们对疾病发生、发展规律的认识,而且也有益于人们把握疾病与社会制度、经济状况、宗教信仰、传统习俗等的多重关联。近代医学的疾病理论虽然承认疾病是一个抽象的概念,它只能通过人体而显现,由于世界上没有两个一模一样的人,因此也不会有两种完全相同的疾病,但同时又强调人体的结构和生理是基本相同的,所以,医学能发现疾病的基本原因和机制,即便存在着一定的个体差异,也不妨碍对某种疾病的理解。例如,所有的"肺炎"病人可表现出大致相同的症状和病程,因为病人肺部遭受细菌侵害后,会产生相同的反应,出现类似的症状,尽管有时不完全一致,但不影响对疾病的诊断与治疗。按逻辑过程构造疾病是近代医学理论的核心。19世纪以后,医学家们依据病理解剖学和细菌学知识来构造疾病,即躯体部位的病变(特殊病灶)→某一器官的功能障碍→临床症状;病原微生物→人体→病理改变→临床症状。这种疾病解释模型不仅指导着医生的治疗决策,也是病人对治疗结果的判断标准。然而,完全符合这种解释模型的疾病为数不多,许多疾病解释所牵涉的不仅是生物学因素,也包括社会文化因素,从结核病、霍乱、艾滋病等传染病到痛风、糖尿病、心脑血管疾病等慢性病都牵涉到广泛的社会文化问题。

社会建构论通过解释医学、疾病和身体的社会-文化维度,承认宏观政治过程构成、塑造这些经验和知识,强调医学知识并不是简单的、线性的发展、越来越好,其发展与变化是取决于社会历史文化境遇。因此,社会建构论承认替代医学解释的合理性,它们也是医学知识的社会化产物。

二、健康与疾病人类学

医学人类学从生物-文化-环境的整体论视角,探讨、解释健康维护与疾病产生的生态、文化、社会行为、政治经济等因素的作用以及它们之间的互动关系。医学人类学与医学社会学(有时也称为健康与疾病社会学)有着密切关系,甚至有学者认为目前已很难划清两者之间的边界[4]。因此,在理论上医学人类学也吸收了相关学科的思想与方法,并随着时代的发展呈现出不同的理论取向。

20 世纪 50 ~ 70 年代,社会文化观(sociocultural perspective)占据医学人类学的重要位置,该观点并不否认人类生物学知识的"硬核",但其关注点在于人类是如何在文化上感知及社会如何应用知识的方式和相关行为,其理论模型"结构-功能主义"(structural-functionalism)主张,所有的人类建制都有满足人类需要的某种特殊领域的功能[5]。该理论也受到了马克思主义的政治经济学理论的影响。与此同时,生物文化观(biocultural perspective)也受到关注,该理论试图通过人类的适应与生态将生物学与文化连接起来,主张疾病与人类的体质与文化一样是进化的,生态环境及人类对环境的适应是疾病及其治疗的决定性因素。它有两个基本假设,其一,认为健康是人类成功适应环境的表现,生病则表明没有适应环境;其二,根据在地人的观点解释疾病是不科学的,而生物医学的疾病分类与认知具有普遍性意义,可以对各种疾病进行跨时空的比较。因此,它不是根据人们自己的体验与认知,而是根据研究者对人们健康状况的观察来界定疾病与健康。生物文化观关注疾病与健康问题的地理空间分布、环境变迁、生活方式的改变对人群健康的影响等问题。其研究主题涉及生活方式与营养、慢性病与传染病、气候与疾病、迁移与健康等。

20 世纪 70 ~ 80 年代,哈佛医学院社会医学系的凯博文等创办了《文化、医学与精神病学》杂志(*Culture*, *Medicine and Psychiatry*),提出文化系统的信仰、价值与习俗是疾病与治疗的根本因素。凯博文的观点介于社会文化观与生物文化观之间,也可以说是两者的综合,他用医学和生物文化人类学的语言,阐释了社会文化的价值与意义。凯博文认为,医疗体系与疾病认知是社会文化的适应策略,与文化的其他部分紧密相关。不同的文化有不同的病患观念,建立在不同病患观念上的医疗保健行为也有很大差异。认识这种差异对于改善临床治疗中的医患关系,推进临床决策有积极的意义。他提出病人与医生对于疾病有着各自的解释模式:病人从日常生活场景中学到了他们的模式,而医生既在日常生活中学习,又接受过专门训练。这样,他们会根据自己的解释模式来认识疾病并采取相应的治疗措施。因此,凯博文等建议,医生应该把了解病人的解释模式作为治疗活动的重要组成部分,并尽量让病人理解自己的解释模式,这样才能够达到良好的治疗效果。为了使医生更好地了解病人的解释模式,并将个体的病痛经验转换成具有文化、社会与主观价值的分析文本,凯博文还提出了病痛叙事(illness narrative)的概念。他认为,与患者讨论实际的病痛经验是可能的。病痛叙事作为一种方法,让患者表达出自己的思想、情感与认知,还可以描述出其观察与理解的外部世界,从而将个体的生理过程、文化意义与社会关系连接起来,同时呈现患者的内在经验与外部世界[6]。病痛叙述不仅是我们认识疾病的文化与社会意义的过程,而且具有治疗与医学意义上的价值,因此有很好的学术与临床应用价值。

20 世纪 80 年代以来,在现象学和存在主义思潮的影响下,一种强调人类个体经验主观维度的批评性医学人类学(critical medical anthropology)理论出现。该理论认为在生物医学的认识论中,疾病是作为物质客体或生理状态居于身体之内的,无论医生和病人的主观意识如何,医学知识总是由对患病身体的客观表达(症状、体征、实验室和影像检查)所构成。然而,对于承受痛苦的病人而言,身体就不仅是一种物质客体或生理状态,而且也是自我的基本组成部分。在此,作为"物质客体"的身体与"意识状态"的主体已不能截然分开,而是融为一体。因此,美国医学人类学家古德指出:"患病的身体就不仅仅是认知和知识的对象,不仅仅是存在于精神状态和医学科学研究中的表达对象,它同时也是一个不正常的体验能动者。"[7]

批评性医学人类学的另一关注点,是从全球的政治经济、国家的政治与经济结构、卫生保健的制度、民间的信仰与行动,个体的病患经历、行为、意义,以及生理学与环境因素相互作用的角度,来探讨与健康、疾病及治疗相关的问题,并提出应对策略。该理论颇受马克思主义理论的影响,认为发展中国家的健康问题并不仅仅是生态或社会文化模式的反映,而且与资产阶级政治经济的世界体系密不可分。不仅如此,政治经济的视角,还有关注健康与疾病的政治性,认为不仅经济、政治、性别等的不平决定了健康、疾病、工作条件与生活状况,以及卫生保健的分布状况,而且特定群体与社区的卫生状况与其所处的宏观政治经济背景是密切相关的。拜尔(Hans Baer)等在《医学人类学与世界体系》中指出,批评性医学人类学的目的是将人类的健康问题置于构建人类关系、塑造社会行为、形成集体经验、重建区域生态、处置文化意义的各种制度、国家和全球政治经济势力的境遇中来考察[8]。

目前医学人类学的研究领域有了更进一步的拓展,医学人类学家的研究兴趣与医疗社会学家和医学史家的有更多的相通性。例如,关于医学知识的社会生产,医学和公共卫生的社会控制功能,与健康有关的行为和信念的自觉性和机构的重要性,健康和医疗语言之间的关系,疾病的识别及标签,疾病的经验和意义等。这些研究领域也表明,多学科的观点、跨学科的方法,对于人们更全面、更透彻地理解人的身体、健康、疾病及其与社会和文化进程的关系有着积极的贡献。

三、叙事医学

近十年来,"叙事医学"(narrative medicine)在国际医学教育改革中成为一个新的亮点,旨在强化医学教育中的人文关怀,弥补传统医学伦理原则教育中缺乏的伦理感知,提升医学生的沟通能力及共情能力。2001年,Charon在《内科学年报》上首次提出了"叙事医学"的概念[9],同年,她又在 JAMA 上发表题为"叙事医学:共情、反思、职业和信任的模型"一文,对"叙事医学"的概念给予了更明确的定义,即所谓"叙事医学"是指通过叙事能力(能认知、理解、诠释和感动于人类病痛的故事)的培养,来增强临床实践的人文关怀[10]。在该文中,她还提出通过叙事医学的方法,如仔细阅读(close reading)和反思性写作(reflective writing)可以促使医生认真审视医学中四个重要的叙事关系:医生与病人、医生与自己、医生与同事,医生与社会;如果医生具有叙事能力,他(她)就能与病人共情,反思自己的医学之路,认识到自己与其他健康从业人员的关系及对他们的义务,并由此可以就医疗卫生问题与公众展开对话。Charon后来进一步撰文,阐述"叙事能力"主要由以下三种技巧构成:第一,文本技巧,即确定故事结构、采用多重视角、识别隐喻和典故;第二,创造技巧,即想象多种解释、建立兴趣、创作多种结局;第三,情感技巧,即容忍随故事展开而带来的不确定性、进入故事的情绪等。这些技巧赋予读者或听者从故事里提取信息并理解其含义的能力[11]。

叙事医学对于医生的临床医学实践具有多方面的价值。首先,关注病人叙事不仅可丰富直接问询症状所忽略了的信息,如病人的喜好和价值观等,而且倾听病人的叙事可增进病人对医生的信任,从而可获得更多的信息,提高病人的依从性和满意度。其次,疾病的叙事有助于病人找到疾病的意义。每个病人都有自己独特的病史,疾病叙事可以"捕捉"到病人独一无二的情况,可以更好地提供个体化治疗。再者,叙事可使不连贯的事实联系起来,从而产生一种因果关系,即便没有明显的因果关系,叙事也有助于人们记住一些并不关联的信息,而这些信息在诊断中很可能是价值的。另一方面,医生的叙事(也就是 Charon 所说的"平行病历"——parallel chart)则有助于医生进行批判性反思,为他们提供了改进医疗服务的机会。

叙事医学在医学教育中的作用也受到人们的重视。医学生能力的培养是医学教育改革的目标之一,除学习能力、认知能力、沟通能力外,叙事能力也是非常重要的。培养叙事能力实际上就是培养共情能力,而提高共情能力的目标是改善医患关系、鼓励医生见证病人的痛苦、采取不同视角看待问题,并能够采取行动解决问题。近年来,美国的一些医学院认识到叙事医学能提高医学生的情感能力(affective competence),因此在不同的课程中增加了叙事的内容——要求医学生定期走进慢性病患者家中倾听他们的叙事,或书写自己或家人的患病经历,或记录面对病人死亡时的思考,以培养他们共情能力[12],并以此作为进行医学伦理教育、职业精神教育与促进以病人为中心的医疗实践的有效措施。

台湾地区的一些医学院校开展的"叙事医学伦理"教学改革,改变了过去医学伦理教育系统性地教授各种医学伦理理论、原则及案例,脱离临床情境课堂教学模式,着重对情境脉络中伦理主体角色的反思,以此建立医学生的伦理素养。即通过叙事医学的训练,加强学生对于身为伦理主体自我的认知,以此提升其辨识伦理议题及正确运用伦理原则推理的能力[13]。

叙事医学的教学改革也为医学人文学科与临床医学的结合创造了契机。医学生早期接触临床,不仅仅是让他们能尽早见证临床诊疗的实际过程,更应当以此让学生更多地了解病人患病的故事。可在临床教师的指导下,进入病房访谈病人,直接去观察和体会病人的主观感受。在此过程中,需要医学人文学科与临床学科教师的通力合作,如选择访谈病人应首先考虑病人的安全与意愿,得到知情同意且不干扰其疾病治疗。

不过,随着人们对叙事医学关注度的提高,对其的反思与批评也逐渐增多。有学者表示,若认为病人的叙事性自我认知(narrative self-knowledge)与叙事性自我揭示(narrative self-revelation)在本质上比其他认识、感知方式和解释更真实,这种观点是错误的。因为现象学理论认为事物的意义是多样的,不同的意义完全在于认识、感知、解释的方法和角度不同。有医生指责叙事医学的理论基础是解构主义、后结构主义、后现代主义等各种"极端相对主义"在医学实践中的应用,如果医生接受了这样的思想,对自身和病人都是有百害而无一利的[14]。也有医生认为叙事医学中存在着

"虚构"因素,对其是否能"提高医学生的共情能力,更好地治疗病人"表示怀疑。

四、女性主义

在当代西方社会,女性主义是一种社会思潮,其源自妇女解放运动,20世纪60年代后,发展成为一种价值观和社会人文学科的方法论。迄今,对于什么是女性主义,依然存在着分歧。实际上,女性主义不是一门传统意义上的独立学科,而是一种学术视角,以其女性主义的观点,尤其是以性别为镜头来观察和分析人类社会文化活动中的价值和意义。

从科学哲学的视角,哈丁在其著作《女性主义的科学疑问》(1986)中将女性主义分为三大类:女性主义的经验主义,女性主义的立场认识论和女性主义的后现代主义[15]。在女性主义的经验主义看来,性别偏见可能导致科学研究难以达到认识的理想状态,若能消除这种偏见,则可能产生更好的科学。例如,有批评指出,达尔文将人类的进化几乎全归功于男性的活动,但在狩猎-采集型的原始社会,维持基本生存的食物80%是来自女性采集者。该研究表明人类学证据那种以男性为中心的假说是一种偏见。在当代医疗领域,消灭疾病的战争模型实质上也是基于男性中心的假说。这种模型过于强调干预而忽略了对病人的照顾,并不利于病人的康复,尤其是对那些目前还难以治愈的癌症及慢性退行性疾病来说也有失偏颇。美国生态女性主义哲学家麦钱特(Carolyn Merchant)认为,自伽利略、培根、牛顿之后建立起的机械论世界图景,潜在地体现了男性认知者操纵、支配和利用其认知对象的哲学观,在这种哲学观指导下的人类科学文化活动对环境和女性都造成了灾难性的影响。因此,她倡导建立一个促进与环境协调合作的价值体系。

由此,一些女性主义者从经验理论转向了立场认识论,即进一步强调了女性主义的视角是一种更为优越的视角。女性主义的立场认识论认为,从女性独特的视角可以看到男性视角无视的东西。例如,凯勒(E. F. Keller)在为诺贝尔医学奖获得者、遗传学家芭芭拉·麦克林托克所写的传记《对生物体情有独钟》(A Feeling for the Organism)中说:麦克林托克的故事告诉了我们生物学研究的另一面,也是人们不容易了解的方面,即科学家个人与其研究的自然对象建立的是一种什么关系?什么使麦克林托克对遗传学的奥秘比她的同事们看得更深入一些? 她的回答很简单。她告诉我们,一个人必须花时间去观察,耐心反复地去观察,去"听那些研究对象对你说什么",张开双臂"让它来拥抱你",最重要的是你必须去"感受生物体"[16]这种女性气质和认知风格可为科学研究提供特殊的洞察力,更加"整体论"

地看待研究对象,因此她能想象出玉米的遗传过程,这是比较注重在还原论上思考问题的男同事很难想象到的。

持后现代主义观点的女性主义者认为,即便是女性主义也有不同的立场,例如有色人种女人的立场不同于白种女人,贫穷女人的立场不同于富裕女人,女同性恋者的立场亦不同于异性恋女人。因此,女性主义的立场也体现出断裂性和永久的多样性。也有学者试图提出一种整合理论,能成功地将性别、阶级和种族的立场结合在一起。然而,对从完全不同的立场中产生出的理论进行挑选、裁定、综合,而又不受任何一种立场规定的进路所制约,这是相当困难的。

从生命伦理学的视角,女性主义学者也提出了自己的伦理学观点。女性主义伦理学是应用女性的经验与视角来修正、再构或反思传统伦理学道德的一种尝试。传统伦理学在文化上显示出男性化的特征,其概念强调了"独立、自主、智力、意志、审慎、等级、统治、超越、产品、禁欲、战争和死亡等",而女性主义则强调文化上的女性特征,如"相互依存、社区、联系、共享、情感、身体、信任、平等、自然、内涵、过程、愉悦、和平与生活"[17]。女性主义伦理学者常常质疑普遍的道德原则是否有足够的理论支持,并认为生命伦理学的主要理论框架通常是以个人主体、特权精英,且大多是从男性的角度来阐述的,强调了道德推理的规则、权利和普遍性,而女性主义理论家强调具有女性特性的推理模式:爱心、关怀和责任,认为与男性特色的推理模式相比更为有益,形成了女性主义的关怀伦理学。

20世纪80年代,女性主义关怀伦理学的倡导者之一诺丁斯(Nel Noddings)提出,已往的生命伦理学理论,无论是恩格尔哈特的"世俗多元伦理学",还是 Robert Veatch 的"契约论伦理学",或者 Pellegrino 以有利或行善原则,以及 Beauchamp 和 Childress 的原则伦理学等都是建立在"工程模型"(engineering model)基础上的,这种以自主性为基础的生命伦理学把人看做与他人独立的个体或自我,并据此强调个人利益、个人自主权等,但这种脱离社会关系去思考个人权利的做法实际上与现实相去甚远。女性主义的关怀伦理学则是在关系基础上的个体论,即自我不是独立的个体而是关系中的自我,因此人的自主性也不是独立的自主性而是关系自主性和相互依赖的自主性。由此,女性主义伦理学家提出了在关系中实现关怀的关怀伦理学。按照诺丁斯的观点,关怀是人类的自然特性,去关怀就是保护权益、提供福利、维护或支持某事某人。诺丁斯认为人有两个与关怀相关的基本感觉,并以此作为关怀伦理学的中心价值或理论基础。第一个感觉是自然关怀感,例如,母亲照顾自己的孩子是出于自然关怀感;第二个感觉是伦理关怀感,这个感觉是对自然关怀感记忆的反应。人对于接受过的某些关怀以及曾从事过的某些关怀有强烈的感受。这种感受使人产生一个我必须对他人所遭受的不幸起反应和满足自我服务期望的情感,这个感觉便是伦理关怀感。关怀包括两方面的内容:一方面是关怀与人性相关的内容,即关怀人的感情、情绪和态度等;另一方面是关怀人性之外的内容,即事件发生的原因、过程、结果、社会文化制度等。女性主义的关怀发生在关系中,在关系中注重情境、感情和经验,并在此基础上进行伦理推理。例如,女性主义伦理学家对生命伦理学的原则及理论进行了批评与修正,指出生命伦理学家的自主原则、有利原则和公正原则是一种原子主义的伦理学,女性主义的关怀理论,是从人与人之间不可分割的关系中去理解和解释自主、有利和公正。女性主义关怀伦理学的另一重大特征是注重情境分析。即从人与人相关的认识论出发,强调正确的伦理学结论存在于与道德事件有关的人与人的关系中及情境关系中,强调依据情感、态度、情境作为道德推理基础的重要性。再者,女性主义的关怀视角使道德注重点发生了向关怀、防护、教育等的转移。已往的医学伦理学或生命伦理学注意权利、地位、权力之间的竞争,在竞争中常常力图得出谁应赢得这个权利或权力,即所谓的权力竞争(power struggles)。比如,在自主性和家长主义问题上竞争的双方是病人、受试者或医务人员;在人工流产问题上竞争的双方是母亲和胎儿。女性主义关怀伦理学认为,应该考虑的不是谁赢得权利、权力,而应该是怎样防止这种竞争,即要采用预防伦理学(preventive ethics)。这个伦理学旨在制定一个教育政策,教育每一个人建立起不基于损害别人利益或以权力控制他人或弱者的自尊自爱和关怀他人的意识,培养这样的意识有利于利益矛盾冲突的化解,逐渐消除权力、地位的竞争。

在医学史、医学人类学、医学社会学等领域,女性主义的思潮也具有广泛影响。美国医史学家费侠莉的代表著作《繁盛之阴》应用女性主义编史学的观点来考察中国医学史中的女性身体观以及医疗活动中,尤其是妇科诊疗中性别的意识形态和男性中心的话语权力。作者并未局限于传统医学史的角度考察中医妇科学的内容和历史,而是从社会与文化等角度,着力探讨中国古代女性作为一种特殊性别,在中医学中所承当的文化角色,将医学史置于社会、家庭、性别中加以探讨,从而形成一种溶文化史、医学史、疾病史、身体史于一炉的新风格。台湾学者傅大为《亚细亚的新身体:性别、医疗与近代台湾》也受到女性主义的影响,在该书中,傅氏从女性主义的视角论述了台湾妇产科的一代宗师徐千田的学术贡献与临床成就,并从徐氏对自身50年行医经验反思的"遗憾"中,对徐氏的绝学"子宫颈癌广泛性切除手术"以及台湾战后剖宫产技术兴起过程的评述,指出"虽然名为妇产科,但他们往往更是一群有着外科医师般的手术执著,热衷于手术技艺,并以学习各种手术为妇产科医师的'必备的基本技术'为前提的群体。"[18]作者认为从这种"手术型妇产科医师"的历史类型来看,他们是靠子宫切除术、剖宫产术等展现男性妇产科医师的技艺,并且牺牲了许多女人的身体与生命而累积出来的成就。

五、身　体　理　论

重新发现身体、论说身体、反思身体,在科学技术哲学、女性主义研究、文化研究、医学史和医学文化研究等领域已成为一股热潮。关于身体的讨论涉及清洁的身体、规训的身体、运动的身体、消费的身体、性别的身体、生殖的身体、死亡的身体等。在某种程度上,这是当代医学技术的生活化以及当代社会生活的医学化不可避免的结果。

西方哲学史上,从柏拉图到笛卡尔,哲学家们都将人分成两部分:精神(或灵魂)与身体,在人的这种二元论构造中,精神或者人的意识是决定因素,身体只不过是意识和精神活动的一个令人烦恼的障碍罢了,因为身体会干扰精神,即柏拉图所谓"带着肉体去探索任何事物,灵魂显然是要上当的"。笛卡尔的心身二元论更是明确地阐释,心灵是纯粹意识,代表精神与活力,而身体则是纯粹生理的、机械的、无生机的东西。直到尼采,这种观念才发生根本性的变化。尼采主张"肯定对肉体的信仰,胜于肯定对精神的信仰"。因为肉体是生命的唯一居所。20 世纪 70 年代后,以福柯、德勒兹、布迪厄、吉登斯等人为代表的一批人文社科学者开始关注深入身体问题,随后身体作为一个重要概念逐渐进入到了西方人文社会科学理论研究中,从而为之增添一个新的视角。目前的身体研究和身体理论已大大超越了医学的范畴,已延展到社会、文化、历史、哲学、宗教等更为广阔的领域,不过,本节主要讨论的仅限于涉及健康、疾病、生命、生殖、死亡等方面的身体理论。

身体是与生俱来的,但却也是通常被忽视的,只是在人们经历病痛、不适、创伤时,身体意义才呈现出来。当然,这并不否认医学对身体的解剖学理解与干预,恰好相反,哲学家与社会学家们试图脱离解剖学的基础、避免医学中的生物决定论来探究身体问题。例如,德勒兹提出"超器官身体"①(body without organs) 的概念和哈拉维提出的"身体不是生出来的,而是造出来的"观点。此类概念与观点的提出,不仅是后结构主义、后现代主义、女性主义等思潮影响的结果,而且也是 HIV 感染者/AIDS 患者、体育运动中违禁药物滥用、色情影像的泛滥、饮食/节食与健康/

---

①国内学者一般将之翻译成"无器官身体",笔者以为并未理解此概念的真实意义。德勒兹的概念指的是通过身体作为整体来认知、体验、感觉欲望、痛苦与愉快等。德勒兹把这种状态形象地比喻为"蛋"(The BWO is the egg.)意为混沌的整体状态,不同于机械论将身体视为各器官组合的身体观。英文 without 亦有"在…之外","超出…"之意。

美丽、基因与遗传病等呈现出的身体的社会文化意义。所谓"超器官身体"指的是超越物质的和解剖学的身体(即 body with organs),就是身体自身,是身体的自身内在(self-inside-the-body),是文化刻写的位点。它与基于解剖学的器官身体不同,强调的是身体本身在与社会文化的相互作用中的话语和实践重构。

医学人类学家通过观察那些与身体相关的各类社会仪式,来理解身体的象征与意义。例如,人们既可以从身体本身的生活经历来理解每个人的身体观为何不同,也可以从日常话语中身体概念的象征意义来理解某一社会对身体的理解;此外,还可以从生物政治学的视角,理解对身体的控制,在个体和群体水平对身体行为的管制与监控以维护社会的稳定。弗兰克(A. Frank)把身体划分为医学化的身体、性的身体、规训的身体和谈说的身体四种类型,并认为这些类型之间的边界不是固定的,而是变化的。医学化的身体直接与疾病的管理相关,但其他类型的身体也受到医学化身体的制约,性的身体日益的医学化,如伟哥、避孕药、人工授精、代孕等,规训的身体通过公共卫生得以彰显,谈说的身体在临床诊疗中经病人的讲述自己的症状而呈现出来[19]。

福柯通过分析 18 世纪以来的医疗、教育、精神病学和法律体系,如何定义身体及其行为,如何惩罚冒犯规则的身体,如何控制行为等,来解释身体的生产性和政治、经济上的有用性。他认为 18 世纪之后的医学变革,将身体检查、尸体解剖、听诊器、显微镜引入医疗常规,解剖学、精神病学、放射学及外科学的发展,医院的建制化等不断增加了对身体控制的权力,与此同时,身体不得不屈从于不同场所日益增多的管制、监控、规训,如在学校、医院、监狱、军队以及工作场所等。

鲁普顿(Deborah Lupton)利用公共卫生领域有关身体话语的分析,发现在公共卫生史上身体的社会文化意义。身体若不加控制,就会招致疾病,从而给社会和他人带来危险和威胁。例如数世纪以来霍乱、天花、鼠疫、黑热病等传染病的威胁,以及在消除这些威胁中政府所采取的监控和干预措施。外国人、穷人和工人阶级常常被视为疾病的传染源而受到公共卫生部门的监控,甚至必要时可以公共卫生的名义将他们与社会其他人隔离开来[20]。此外,她还讨论了大众话语中清洁与不洁的身体、消费的身体(如整形与美容)、食物与身体(如节食、肥胖、女性身体与食物的关系等)以及医学技术发展导致的死亡的身体(不是尸体,如长期的植物人状态、濒死期、脑死亡与器官移植)等。

弗罗因德(Peter E. S. Freund)的生物-文化研究,采用了存在主义现象学的方法来考察人们有关健康、病患和疾病的体验,以及这种体验是如何受到社会关系的塑形与转化的。他首先假定身体的安康(well-being)是整体论的身心健康,而这种身心安康又与社会存在密切相关。例如,处于充满压力的社会情境中,会导致人的神经内分泌改变,并影响到血压和免疫系统,不利的社会境况能通过血清代谢水平的变化而导致沮丧之类的情绪。过于强烈的情感经历,如孤独寂寞、丧亲之痛、愤怒与仇恨、焦虑与沮丧等也都与不良生理反应相关联。弗罗因德同时也指出,由于人们的社会地位与经济地位的不同,其实现身体安康的能力也有所不同[21]。弗氏的分析不仅考察了社会塑形人们有关健康与病患体验的某些机制,还论及了这些体验如何反作用于社会分类与社会关系的,对进一步探讨健康与病患的体验及其与社会关系如何关联具有启发性。

参 考 文 献

[1] Becker 1963;Gusfield 1967,1975;Spector and Kitsuse 1977.

[2] Rushing W. AIDS Epidemic:Social Dimensions of an Infectious Disease. West View Press,1995.

[3] Aronowitz R. Making Sense of Illness:Science. Society, & Disease. Cambridge University Press,1999.

[4] Deborah Lupton. Medicine as Culture. SAGE Publications,2003:11.

[5] Janzen JM. The Social Fabric of Health:An Introduction to Medical Anthropology. McGraw-Hill,2002:27.

[6] Janzen JM. The Social Fabric of Health:An Introduction to Medical Anthropology. McGraw-Hill, 2002:38.

[7] 拜伦·古德. 医学、理性与经验:一个人类学的视角. 北京:北京大学出版社,2010:172.

[8] Hans Baer. Medical Antropology and the World System:A Critical Perspective. Westport:Bergin & Gravey,1997:3-4.

[9] Rita Charon. Narrative Medicine:Form, Function and Ethics. Annals of Internal Medicine,2001:134(1):83-87.

[10] Rita Charon. Narrative Medicine:a model for empathy, reflection, profession, and trust. JAMA,2001:286(15):1897-1902.

[11] Charon, R. Narrative and medicine. The New England Journal of Medicine,2004,350(9):862-864.

[12] Kumagai AK. A conceptual framework for the use of illness narratives in medical education. Academic Medicine, 2008,83(7):653-658.

[13] 林慧如. 叙事医学伦理之课程建构及教学经验. 医学教育, 2010,14(4):272-281.

[14] Poses R. Narrative medicine. Annals of Internal Medicine, 2001,135(10):929-930.

[15] W. H. 牛顿·史密斯. 科学哲学指南. 上海:上海科技教育出版社,2006:166.

[16] Keller EF. A Feeling for the Organism:The Life and Work of Barbara McClintock. New York:Freeman,1983:197.

[17] Feminist Ethics, Stanford Encyclopedia, http://plato. stanford. edu/entries/feminism-ethics/#2.

[18] 傅大为. 亚细亚的新身体:性别、医疗与近代台湾. 台北:群学出版有限公司,2005:192.

[19] Frank, A. Bringing bodies back in:a decade review, Thoery, Culture & Society. 1990,7:131-162.

[20] Lupton D. Medicine as Culture. 2nd ed. Lundon:Sage Publications Ltd. ,2003:33.

[21] 克里斯·希林. 身体与社会理论. 李康译. 北京:北京大学出版社,2010:109-112.

所有国家的医学卫生人才都必须接受如何运用知识进行批判性思维的培训和职业道德的培训,使自己成为全球团队的医院,能立足本地工作,胜任以患者和人群健康为中心的卫生系统工作。

——《新世纪医学卫生人才培养》

第六章　医学人文学的学科建构

医学人文学(medical humanities)一词迄今尚无规范统一的定义,但有一点为学者们都认同,即它是一个学科群而不是一门学科。有学者提出它是研究医学的人文领域不同学科的集合,包括哲学、神学、历史、文学、艺术等,与研究医学的科学技术领域相对应。前者关涉对医学与医疗实践目的、意义与价值的理解,而后者关涉医学的知识及其应用[1]。也有学者对医学人文学的定义更为宽泛,包括与医学相关的法律、社会学、人类学和心理学[2],实际上应称为医学人文社会科学。因此,医学人文学是一个多学科与跨学科的研究领域,它从人文学科如哲学、伦理学、历史、文学、宗教等,社会科学如人类学、文化研究、心理学和社会学,以及艺术如戏剧、电影和视觉艺术等领域,探讨健康、疾病、生命、死亡、疼痛、快乐之于人类社会的意义,考察医学和卫生保健之于人类社会的价值,研究与关注这些学科如何应用于医学教育和促进医疗实践。

一般论及"医学人文"这一概念时,它实际上包含了两层意思,一是指"人道的"医学,强调的是对待他人的善行,如医学研究、临床治疗中的伦理价值。另一层意思则是指人类的终极关怀与人性的提升,如批评人类控制自然的骄傲自大,承认"医学的限度"。也有学者从临床医学的路径来阐释医学人文的理念:它既可作为医学的一种整合知识,也可以独立于医学,作为一种知识操练,因为,对于临床医生来说,跨学科的训练是重要的,在诊疗疾病的过程中,他不仅需要具备生物医学的知识与技能,也应当了解病人的患病经历,认识到临床推理的不确定性。还有学者将医学人文学看做是一种对主流文化的不满,试图从知识上和实践上对当下医疗保健观念提出批评,为改变医学与医疗保健的提供帮助,可作为改革的推动力,从而颠覆医疗保健的正统文化或促使其多样化。

本章拟从医学人文学的学科体系建构、跨学科研究以及方法学等方面,阐述医学人文学群的性质与特点,探讨医学人文学研究的研究径路,以推动我国医学人文学科的进一步发展。

一、医学人文学学科体系的建构

前已述及,医学人文学不是一门学科,而是一个跨学科的学科群,既包含传统的人文学科,也涉及多门社会科学,无论在理论基础上还是研究方法上,不同的学科各有所异,因此,试图构建一个大一统的医学人文学的学科体系无疑是既艰巨又不讨好的任务。然而,面对现代医学技术发展和卫生保健服务需求所引发的一系列社会、伦理、法律、心理问题,进而影响到观念上、制度上、行为上的改变,迫切需要从理论上有据可依,在制度上有章可循,在实践中有规可行。所谓学科既是指一种知识体系,也可指一种学术制度,还可指一种研究传统。从知识体系上看,医学人文学科则并非单一的知识体系,如医学史、生命伦理学、医学人类学、医学社会学、卫生法学等都有自己独特的知识体系,其基本理论与研究方法依从于历史学、伦理学、人类学、法学等主干学科。不过,学科的发展不仅意味着知识的系统化,而且也意味着知识的发现与创新,学科的建构过程亦是学科从知识体系转化为学术思想和知识创造的过程。一般而言,学科是由研究对象而不是由研究方法界定的,也就是说,研究对象是一门学科区别于另一门学科的主要依据,而各学科可以有共同的研究方法。英国学者 J. R. 约翰斯顿曾指出:"在科学群体中,各学科几乎无一例外地由其主题来决定,由它们研究什么而不是怎样研究来界定。然而,学科之间的界线却很难清楚地划分,因为被研究着的现实世界是由相互关联的一个总体组成,而不是一些分离的部分。因而把知识分解为各种学科是人为的,而且某种程度上是武断的,其目的在于把某些显然可研究的论题从其他论题中分离出来,尽管前者事实上并非独立于后者。"[3] 因此,医学人文学科正是这类以主题为中心的、多维度、多层面探讨当代社会文化中健康与疾病、生殖与死亡、病痛与治疗等相互关联在一起的学科群。

世界是统一的,是相互关联的,事物之间很难截然分开。医学人文学科研究的是当代社会文化境遇中人类的医疗卫生活动,是不同宗教信仰与文化传统背景下展现出的健康观、疾病观、生命观、死亡观。当我们按照某种分科的知识体系来考察病人的叙事,或是同性恋人群的健康-疾病观,或是对不孕症夫妇的人类学观察等,都是为了特定的假设,加以人为的限定,其主要是因为人的认识能力是有限的,为了把握复杂的生命疾病现象、理解和洞悉生命的奥秘,人们往往把一个复杂的问题分解为一个个专门的论题,暂且忽略其他因素的影响,孤立地研究某种因素之间的关系。此外。在机械观的世界图景中,宇宙就是一架大机器,其由不同的零件构成,分析、分解的方法是研究自然的主要方法。显然,这种划分或限定具有偶然性、主观性,甚至武断性。华勒斯坦认为,这种划分是基于这样一个信念:"由于现实被合理地分成了一些不同的知识群,因此系统化研究便要求研究者掌握专门的技能,并借助于这些技能去集中应对多种多样、各自独立的现实领域。这种合理的划分保证是有效率的,具有思想上的创造性。"[4] 华勒斯坦通过系统梳理近代以来"研究主题"和"学科"的形成与演化,明确指出把社会科学分解为政治学、经济学、社会学等,完全是人为建构出来的。不过,第二次世界大战之后,这种学科划分的分界线就开始面临挑战——如地区研究、性别研究、文化研究,在医学人文学科领域发展最为迅速的是生命伦理学。

依据科学社会学的理论,一个学科的形成标志有两个方面:一是学术传统的建立,即一个学科必须有明确的学术研究领域以及相应的研究方法;二是学科的建制化,即该学科必须在大学里设有教席、有自己的学术团体以及专业学术期刊。显然,医学人文学科满足于所有这些条件:早在 20 世纪 60 年代,美国大学就设置有医学人文教席,开设了医学人文学科的必修与选修课程,70 年代以后,已建立了以医学人文学命名的科系或院所、创办了医学人文学的学术组织与专业期刊。

医学人文学科的发展受到诸多因素的影响,这些因素在推动学科的分化、交叉和融合方面发挥着重要作用。首先是医学人文学科的理论建构。与其他学科一样,医学人文学科也关注理论建构层面的问题,即研究对象、概念与理论体系以及研究方法。科学的逻辑和精神在于通过假设、概念和理论认识世界,因此不同学科形成了不同的概念、假设和理论体系,这也是库恩所强调的"范式",不同学科除了研究对象存在区分之外,概念和理念体系也存在较大区分,而研究方法则强调获取资料,进行理论建构的途径和方式。国内外学者在对医学人文学科进行争论时,以上三个层面都涉及了,这意味着,不仅医学人文学科群不同学科的研究者自身的反思、理论与方法创新会对学科产生影响,而且其他学科的"知识传播"也会对该学科产生影响。因为,医学人文各学科与一般性的人文社会学科群保持着紧密的联系。其次,医学人文学科的实践导向及其与实践的关系无论在西方还是在中国都是这一学科发展内在动力。实践导向与医学人文学科的另一个重要影响因素——医学职业精神紧密联系在一起,它直接涉及医学人文学科是否能够促进医学职业精神的提升和医患关系的改善。如果医学人文学科所提倡的观念和方法不能够达到这个目标,必将会对医学人文学科的理论与作用提出质疑。再次,学科的发展本身是一个累积过程,学科的建构是在不断的协商、批评和争论中形成的。医学人文学科多学科的特性也需要研究者以开放的心态接受来自不同学科的批评,因此,医学人文学科的多学科与跨学科研究需要一个"多样性生态",这个学科的长期和可持续发展尤为重要。

二、跨学科研究的兴起:生命伦理学

生命伦理学是人文学科对医学技术发展的一种回应。20 世纪 60 年代以来,随着医学技术的发展,有关如何定义生命与死亡、健康与疾病,如何确定卫生资源合理的分配与利用,如何看待生物技术对自然和人体的干预等一系列问题涌现出来。由于这类问题的复杂性,且大多涉及人类生存与生活的根本,并非简单地能通过某个学科或某种方法能解决的,必须依赖与自然科学与人文社会科学之间的对话与交流。实际上,生命伦理学的兴起就是以一系列的科学家与人文学者的对话会议形式呈现的。"现代医学中良知的重要问题"、"人类及其未来"、"遗传学与人类的未来"、"生命的神圣性"等,都是由来自科学界、人文社会科学和宗教界共同参与的对话会议。或许这也是上述会议的积极参加者、《两种文化》的作者斯诺(C. P. Snow)所期待的科学家与人文学家的对话。

生命伦理学需要这种对话,无论是科学研究中还是临床诊疗上出现的伦理问题,不仅需要伦理学家的论证与解释,而且也需要科学家和临床医生的理解与践行。目前生命伦理学已分为临床伦理、研究伦理、公共卫生伦理等多个领域,而且研究伦理还可细化为基因伦理、神经伦理、干细胞伦理等不同问题。这种深入和分化,需要研究者具备更加专业的知识,需要自然科学与人文社会科学之间的融通。

当不同学科的成员在一起讨论共同感兴趣的问题时,大家可以了解对方的观点与方法,探讨如何看待与处理医学技术和卫生保健面临的问题。如美国健康与人类价值学会不仅关注医学伦理问题,也关注医学人文学其他学科,如艺术、哲学、历史、文学等。该学会是多学科化的,它自身就是由三个学会合并而成的。

生命伦理学是具有跨学科志向的多学科领域。目前,生命伦理学有从多学科合作走向跨学科研究的趋势。所谓多学科研究是来自多个学科的人在一起讨论共同感兴趣的问题,但保持各自的学科特征,而跨学科研究则是从几门不同的学科进入一个新的学术领域,它要求研究者应当通晓其所跨的学科。跨学科的主要特征是某些问题,在原来各专门学科难以理解和(或)解决,只有在不同学科的相互作用下,才能获得更好的理解和(或)解决。另一方面,在跨学科领域里,不同学科的参与者能共享相互学科的话语与隐喻。

如何建立生命伦理学的学术话语,不同学科在建构生命伦理学的体系中有何贡献?美国著名生命伦理学家 Edmund Pellegrino 描述了学科间相互关联的 5 种模式[5]。

传统模式(traditional model):把生命伦理学看做一门哲学的分支。其缺点是视野比较狭窄,忽视了其他人文学科洞察生命伦理问题的贡献。

反哲学模式(anti-philosophical model):哲学圈外许多人对哲学的伦理学反感,试图抛弃哲学,用其他学科取而代之。但是,没有哲学基础的伦理学将滑入道德直觉主义或更糟糕的道德虚无主义和道德相对主义。

程序模式(process model):回避概念之争,强调试图解决道德问题的方式。因此,它拒绝认定生命伦理学属于任何学科,代之将其看做一种思考和决策方式。对于生命伦理学来说,程序公正是需要的但还不够,道德反思的目的是"善和正确的行为",而不只是程序。

折中调和模式(eclectic-syncretic model):承认不同学科和不同道德观点的睿智并选择有用的。该模式试图解决差异并将它的选择融合到一个新体系中,这是跨学科的标志之一。这种模式获取了伦理学、生物学、文学、法律、社会科学等学科对生命伦理学话语的贡献,创造了交叉性的生命伦理学。

普世模式(ecumenical model):允许哲学伦理学保留其传统特性,但也提倡与文学、人类学、历史等人文学科之间的对话。这些学科从不同的视角审视道德生活,描述人类活动的复杂性和道德行为的心理社会方面,因此,任何伦理分析都必须考虑这些因素。该模式使生命伦理既基于伦理学的考虑,又更广泛地利用了人类经验和反思来丰富之,从而使得生命伦理的对话更加精彩。

Pellegrino 认为,普世模式对生命伦理学来说是一个正确方向。在这个模式中医学人文将极大丰富生命伦理学,它既避免了医学哲学的伦理学化(ethicalization)倾向,即医学哲学完全转向伦理学问题,不再关注医学的认识论、方法论等问题,也避免了伦理学的技术化(technicalization)倾向,即生命伦理学成为一门旨在解决实际问题的自主学科,不再适合道德哲学了。普世模式还将医学的内在道德与医疗实践中的社会文化宗教传统的外在道德有机地联系起来。

医学人文学是一个包含不同学科的集合,在其中,不同的学科如生命伦理学、哲学、艺术、文学和医学史在某种程度上相互关联,但又保持其学科的独特性。生命伦理学试图融合不同学科创造一个新的交叉学科,把相关知识汇合形成一个体系,体系内各学科都相互关联,从而形成一个真正意义上的交叉学科领域。也有学者提出,医学哲学也可以成为跨学科研究的一门学科,成为所有医学人文学科的共同语言。以医学哲学为中心,或许更有利于医学人文学各学科的发展与融合。医学哲学可为这一非常复杂的研究领域提供一个更广泛的话语基础,使得伦理决策在形而上学、认识论和美学方面更为突出,比目前的生命伦理学具有更丰富的话语体系。

三、跨学科的方法学问题

医学人文学保持其宽泛性,需要多学科的研究路径和分析方法以及宽容不同的、甚至完全相反的观念。医学人文学关涉的是人性本身,因此没有比选择最宽泛的路径能更好地解释和理解人性问题了,尤其是有关卫生保健方面的问题。医学人文学需要保持一种有活力的、广泛的联盟,鼓励不同学科之间的对话与论争。

在后现代理论的推动下,人文社会科学领域的许多学者拒绝学科纯粹性的现代性地位,打破传统的学科,如文学、历史和哲学体系,开展新的人文社会科学的"跨学科"活动,如文化研究、人文地理、性别研究等。这些研究既利用了原来学科的话语,同时又试图发展新的话语体系,鼓励跨文本比较。人们已意识到,解释与理解复杂的人文社会学问题,强调单一学科的纯粹性既不必要也不可能。

医学人文学的跨学科研究才刚刚起步。所谓跨学科,原则上是指不同学科联合在一起研究医学和卫生保健中的问题。例如,神经衰弱作为一种疾病可由医学史来考察该病什么时候出现、是如何演化的;文学研究可就某一时期的著名艺术家或作家的作品中描述的病症来研究当时人们对该病的态度;哲学可研究疾病概念的原意和含义。跨学科研究的关键在于不是将这些问题分门别类来考察,而是要研究它们之间是如何关联的。当代医学技术发展和卫生保健服务中涌现出诸多伦理、社会和法律问题,实际上都很难从单一的学科研究中找到答案,其讨论范围也往往超出了任何单一的学科,因此这些问题是真实的跨学科问题。在实践中,医学人文学的跨学科研究为解决临床伦理难题带来新的思路。例如,临床伦理难题应置于社会文化情境中来考察。人们对伦理问题的解释包括情感与认知两方面。文学艺术作品有助于培养和开发医务人员的情感,以此来平衡或弥补医学凝视固有的风险。医生的临床实践不仅应遵循医学伦理学的"四原则",而且也应有责任感、创造性和批评性的反思。

在医学教育中,医学人文学课程一般都是作为医学课程的增补内容。2003年,美国 *Academic Medicine* 杂志介绍了欧美 40 所医学院校医学人文学科的情况,其中大多为"增补模式"。如开设文学阅读与创作、哲学讨论班、死亡学讲座、医学史选修课等,将其作为选修课。这种模式,关注医学的人的维度,见到疾病背后的人,关注社会文化方面对医学的影响,是医学教育的一个重大转变。但有学者认为,这种补充模式还不够,需要一个综合的医学人文学模式。医学人文学还有更重要的内容,如疾病概念、诊断程序、医疗技术应用以及其他医学中的"硬"问题,也应讨论之。目前的疾病概念仍主要基于生物医学科学,这种概念被认为基本上是价值无涉(value-free)的。然而,愈来愈多的研究证明,医生的诊断和治疗是负载价值的。医学不仅是关于身体的,而且是关于这些身体的人的。人并非只是生物学上的"构造",也是文化上的创造物。人的生命体是意志性与物质性的统一,是主体与客体的缠绕。因此,我们的疾病观和治疗标准涉及生物学的和人文学的术语交叉与融合,而这些术语也是相互影响、相互转化的。医学人文学的教学与研究也需要各门学科的相互促进、相互影响。文学的洞察、历史的探究、哲学的反思和语言的分析,都可推进医学人文学研究的深入。

毋庸讳言,我们在提倡医学人文学的多学科或跨学科研究时,也会面临学科之间的冲突问题。各学科的方法是否互相承认,不同学科如何看待或容忍其他学科的观点,不同学科的话语或命题是否存在通约性,不同学科在什么程度上能达成一致,所有这些问题都是医学人文学科面临的挑战。

目前,医学人文学的跨学科研究实际上也可看做是对 20 世纪 60 年代以来医学伦理学和生命伦理学的进一步拓展。让比道德哲学更丰富的人文研究进入解释医学的领域,并非意味着医学伦理学过时了,而是期待医学人文学能为我们理解现代医学的复杂性提供更广泛的观点和更丰富的资源。英国医学人文学者 H. M. Evans 提出医学人文学通过探讨医学、科学和人文学科之间跨学科和不同性质知识和证据的相互理解,可以完成以下四项任务。

首先是应用人文科学与社会科学相关的观念与洞察力阐明医疗实践(或医学理论),特别是在通过科学描述与解释尚不能阐明时。如涉及医学的各种价值研究,包括医学伦理学。

其次是阐明人们称为"医学的人性方面"的内容,即关注个体患病、痛苦、残疾和康复时的经验。如病史记录,记录与解释患病的经历。在治疗(或诊断情境)中,带来创造性和表达性艺术以支撑患病经历。

再次是在医学经验内或在患病、痛苦、残疾和健康时,理解一种或多种"主观性",并使这种理解可以转变为我们对他者主观性的理解。使得我们获得某种能有意义地关联他人获得的洞察。如医学史、医学哲学、医学与文学、个体经验,通过描述、分析,可用于了解关于我们自己的"人性方面"的问题。

最后通过医学的某一方面来获得我们对人类理解,或体现人的本性,如医学哲学研究体验与经验,或医学人类学和民族学中的类似研究[6]。

四、跨学科研究面临的困境

笔者曾撰文从学术共同体、学科建设、科学研究和学术规范等方面对我国医学人文学科面临的困境进行过剖析[7]。文章认为我国的医学人文学科学术共同体正在逐渐形成中,并指出来自不同领域的学者因学术背景各异,开展跨学科研究时需要打通学科间的壁垒,实施跨学科沟通,开展跨学科批评。文章强调医学人文学科是否能形成学术共同体,一方面需要勇气,突破原来学科的束缚,以开放的心态主动与相关学科融合,拓展研究领域;另一方面还需要以宽容的态度欢迎其他学科向本学科延伸,在相互交会中探寻新的学术生长点。令人欣喜的是,经过这些年的努力,我国医学人文学的学术共同体已初见端倪。多所大学建立了以医学人文学命名的研究院、研究中心或学系,还有一些院校开始招收医学人文学方向的研究生。在教育部成立的高等学校医药学科教学指导委员会中还专门设立有人文素质和社会科学课程教学指导分委员会。在建制层面,医学人文学科得以确立。有相当一批学者活跃在医学人文学的教学、科研第一线,出版了多本学术专著和论文集,反映出医学人文学科蓬勃发展的趋势。

不过,若从医学人文学学科建设的总体上看,一些根本性问题依然没有得到很好的解决。首先,医学人文学的学科归属与划分尚未确定。尽管在理论上人们对交叉学科或跨学科研究学科给予很高的评价与期待,但在实际工作中交叉学科或跨学科的研究却因受到现有学科划分的掣肘,医学人文学科在传统的医学与人文学科中还没有确立自己的位置。例如,在国家自然科学基金和国家社会科学基金的指南中均无医学人文学科的分类。从国际上看,医学科学、生物技术发展引发的一系列伦理、法律和社会问题,使人们认识到在研究生命和疾病过程中、应用医学技术的同时,也应当充分地考察与评估医学技术产生的社会文化后果及其对人类根本价值的冲击。因此,一些重大科学研究计划开展的同时也需要对该类计划本身进行研究。如,NIH 和 Wellcome 基金会设立有医学人文学研究专项,资助医学与人文社会科学的交叉研究。在各类基金会的资助下,欧美国家的医学人文学科发展迅速,专门的研究机构和学术期刊也应运而生,有利于新学科的成长。在我国由于学科制度上的僵化,新学科得不到适当地培育,更谈不上健康迅速地成长。生命伦理学就是一个典型的例子。国际上生命伦理学已成为一门显学,而在国内的学科分类中还没有其位置,只是应用伦理学中的一个小分支。

医学人文学作为一个交叉学科群所处地位更为尴尬。按照现在的学科划分,医学人文学科中的各门学科,如医学史、医学哲学、医学伦理学、医学人类学、卫生法学等分别属于历史、哲学、社会学、教育学等不同学科门类。客观上讲,这种以知识源流为依据的划分方法,虽然可反映出分支学科与母体学科之间的衍生关系,但它忽视了交叉学科研究对象的特殊性,由此造成了一种矛盾现象,即按照目前的学科划分,医学伦理学属于伦理学的分支——应用伦理学的分支学科,医史学属于历史学的分支——科学史的分支学科,但实际上分支学科与母体学科之间的关系已较为疏远,而与临近的相关学科,如医学伦理学与医学社会学和医史学的关系则更为密切。虽然,我们不必割断分支学科与母体学科之间的联系,但更重要的是根据学科发展的内在规律,强化医学人文学科之间的有机联系。因此,以横向联系而不是按纵向梳理构建学科群更适合于跨学科发展和交流的特点。

其次,我国的医学人文学科队伍还有待加强。且不谈目前我国还缺少能精通医学史、医学哲学和医学社会学的跨学科人才,就是从单一学科的发展上看,大多数医学院校的医学人文学科门类也难有齐全。一方面是因为医学人文学尚未成为医学教育中的必备模块(美国、英国、澳大利亚等国已明确),另一方面是受到传统学科划分的限制,在传统学科范式中并无医学人文学科的位置。我国传统的文史哲不分家的大人文学科,可作为我国医学人文学科拓展的模式。这种大人文学的学术背景,更符合现代学术发展的需要。

最后,医学人文学科的原创性研究还有待加强。中国有着悠久的医学人文传统,同时有面临着中西医学文化并存和新旧医学体制交替的局面,既存在着大量的问题,又有无限的机遇,为发展我国的医学人文学科创造了条件。目前迫切需要的是开展扎实的研究,无论是理论研究还是田野调查,都要善于运用交叉学科的方法,积极推进基础性、原创性的研究。

目前,人们开始认识到医学人文学科作为一类融合医学科学和人文学科的交又学科的重要作用。尽管医学人文学科尚面临着许多困难，但我们有理由相信，在不久的将来，我国的医学人文学的教育与研究水平将有明显的提升，为培养新一代的医务人员发挥出更好的作用。

医学人文学科作为一个新兴的学科群在医学教育中如何为培养高素质的医学人才发挥作用，已受到越来越多的关注。无论从决策机构的规划上，还是在报纸杂志的文章中，强调医学人文学科重要性的观点已不鲜见。但令人遗憾的是，我国医学人文学科的水平和它应当承担的责任还相距甚远，医学人文学科的发展依然困难重重。我们可以从学术共同体、学科建设、科学研究和学术规范等方面对我国医学人文学科目前面临的困境进行剖析，并试图为如何走出困境提供几点思路。

1. 学术共同体问题

所谓医学人文学科实际上是一类十分庞杂的、旨在关注和考察医疗保健和卫生服务中的人类价值、探讨医学的"元"问题的学科群。自 20 世纪 70 年代以后，从生物-心理-社会医学模式的提出到医学目的的讨论，从生命伦理学的诞生到医学跨文化研究的兴起，在医学界和相关领域涌动起医学人文研究的潮流。研究者从传统的人文学科，如医学史、医学哲学和医学伦理学扩大到跨学科的文化研究，如医学传播研究、医学的后殖民化研究、医学人类学研究、同性恋研究等，通过多维度审视医疗保健实践、卫生服务制度以及卫生政策的制定来探讨医学的本质与价值。医学人文学科研究扩大和深入，不仅需要各学科的独立发展，而且需要多学科之间的交流和相互批评，通过学术会议、学术期刊等对自己和他人的学术成果的引证、评价和批评，促进知识的积累和深化。因此，医学人文学科学术共同体的建设显得十分必要。在医学人文学科发展比较迅速的国家，如美国，医学人文学科的学术共同体正在形成：在一些大学已成立了医学人文研究所（如 the Institute for the Medical Humanities, the University of Texas Medical Branch at Galveston），创建了全国性的医学人文学学术组织（如 American Society for Bioethics and Humanities）以及出版了医学人文学的学术杂志（如 *Journal of Medical Humanities*）。此外，许多大学还设立了医学人文学科的学位和证书课程，如哈佛大学的 Programs in the History of Medicine & Medical Ethics，哥伦比亚大学的 Certificate Program in Bioethics and Medical Humanities 等。

在我国，医学人文学科的学术共同体也在逐渐形成中。20 世纪 80 年代以后，我国医学人文学科的教学和研究在各医学院校陆续开展起来，来自医学史、自然辩证法、医学伦理学以及马克思主义理论课的教学和研究人员，在承担着传统医学人文学科的教学和研究的同时，也开设了一些新兴的医学人文学课程并开拓了新的研究领域,如医学文化人类学、生命伦理学、医学美学等。20 世纪 90 年代,国内的一些学者开始注意到了建设医学人文学科学术共同体的必要性,在南京和大连分别召开过医学人文学学术研讨会,《医学与哲学》等杂志上也不断有呼吁和讨论医学人文学学科建设的文章,还有部分哲学社会学界和新闻出版界人士关注医学人文学问题。医学人文学科研究的相关机构也有了一定发展,如北京大学成立了医学人文研究院、山东大学成立了人文医学研究中心,大连医科大学、大连大学和大连理论医学研究所联合组建了大连国际人文社会医学研究中心,此外,天津医科大学东南大学等学校组建了医学人文学系。这些举措表明国内学者对医学人文学科学术共同体的建设已有了共识。

然而,我们也应当清醒地看到,学术共同体的建设需要一个较长的磨合过程。由于来自不同领域的学者有着各自的学术背景,大多数学者仍基于传统学科的模式,在如何打通医学人文学科各学科间的壁垒,如何实施跨学科研究,如何进行跨学科沟通,如何开展跨学科批评等诸多问题上,还存在着大量的问题有待解决。医学人文学科是否能逐渐形成一个学术共同体,一方面需要勇气,突破原来学科的束缚,以开放的心态主动与相关学科融合,拓展研究领域;另一方面还需要以宽容的态度欢迎其他学科向本学科延伸,在这种相互交会中探寻新的学术生长点,推进学术共同体的发展。

2. 医学人文学学科建设问题

学术共同体的建立有赖于医学人文学各学科的发展和相互沟通。尽管我国医学人文学学科已出现了可喜的势头,但从总体上看医学人文学科的学科建设还十分薄弱,并存在着许多问题。首先,学科设置有很大的随意性。实际上,由国家硬性规定的医学人文学科课程仅有医学伦理学一门,医学史、医学社会学等课程大多为选修,硕士、博士研究生的自然辩证法等课程涉及这方面的内容也很少,缺乏医学专业特色,或对医学前沿与热点问题涉足不深,而且大多课程是依据学校或教师的兴趣开设的,缺乏学科整体性规划,课程的变动性大,因此许多课程的教学和师资质量难以保证。

其次,医学人文学各学科属性混乱。按照现在的学科划分,医学人文学科被分散在哲学类、社会学类、政治理论类、教育学类、预防医学类、中医学类等不同的类别中。客观上讲,这种以知识源流为依据的划分方法,虽然可反映出分支学科与母体学科之间的衍生关系,但它忽视了交叉学科研究对象的特殊性,由此造成了一种矛盾现象,即按照目前的学科划分,医学伦理学属于伦理学的分支——

应用伦理学的分支学科,医史学属于历史学的分支——科学史的分支学科,但实际上分支学科与母体学科之间的关系已较为疏远,而与临近的相关学科,如医学伦理学与医学社会学和医史学的关系则更为密切。当然,我们不必割断分支学科与母体学科之间的联系,但有必要根据学科发展的内在规律,强化医学人文学科之间的有机联系。对科学进行"元"研究的学科群也有类似的情况,如有学者提出科学研究(science studies,也译科学元究,科学元勘)是由科学史、科学哲学、科学社会学、科技政策、科研管理、科学传播、科学普及等学科组成[8]。因此以横向联系而不是按纵向梳理构建学科群更适合于跨学科发展和交流的特点。因此,提出重新划分学科类别不仅是理论问题,而且对于如何建立学术共同体也具有实际意义。

再次,有学者将医学人文学科划分为医学文化、医学史、医学哲学、医学管理和医学经济、医学伦理和医学法学以及医学社会学 6 大类 14 个分支约 118 个学科[9],然而,过细的学科划分是否必要,这是值得讨论的问题。众所周知,学科的独立或分支学科的产生是学科发展到一定程度的结果,而不是文字的组合。在我国传统的医学人文学科无论是在学科建设上,还是在研究成果上都还处于起步阶段,再加上人员、经费的限制,试图构造一个庞大的医学人文学科群的努力很可能事倍功半,尤其是在医学院校的医学人文学科教学中会造成不着边际、华而不实,而不利于学科自身发展的后果。因此如何确定医学人文学的核心课程,是目前医学人文学科教学中亟待解决的问题。笔者认为,医学史、医学哲学、医学伦理和医学法学以及医学社会学可作为医学人文学的核心课程。在北美的医学人文学 21 个研究生教育点中,也是以医学史、医学哲学、医学伦理和医学法学以及医学社会学为主干课程[10],欧洲国家也是如此(可在 www. anes. uab. edu 网址中查看相关的信息)。相关学科的发展也可提供一个参照,目前科学哲学、科学史与科学(知识)社会学大有相互"打通"之趋势。医学人文学科工作者也应敢于突破学科间的壁垒,欢迎其他学科的介入,抛弃把持话语"霸权"的思想,打破学科垄断,为"打通"医学人文学科而共同努力。

从目前国内医学人文学科情况来看,医学哲学、医学伦理和医学法学发展比较迅速,而医学史则进展不大,甚至受到一定程度的冷落。有学者提出科学史在诸多对科学进行"元"研究的学科(如科学哲学、科学社会学、科技政策、科研管理、科学传播、科学普及等)中,起着皇后的角色[11]。笔者认为医学史在医学人文学科中也具有同样的地位。因为医学人文学科各学科研究许多都是建立在对医学史上的事件分析、判断和总结基础之上的,也就是说医学史为研究医学理论和医学技术的演化,研究社会经济、文化传统、哲学思想、宗教信仰等与医学之间相互影响提供了素材。很难想象,当一个研究者在尚未弄清是什么就高谈阔论为什么时,他得出的结论是有说服力的。因此,加强医学史学科的建设,促进医学史学科的与其他医学人文学科的交叉研究,对推动医学人文学科的发展具有重要意义。

最后,医学人文学科高素质人才的缺乏是制约学科发展的关键因素。目前我国缺少精通医学史、医学哲学和医学社会学的人才,这与医学人文学科教师和研究人员培养体制有关,尤其是研究生培养。受到传统学科划分的限制,医学人文学科人才培养主要依靠传统学科,如医学史、科学技术哲学、政治思想教育等学科。在传统学科范式的影响下,培养的研究生视野比较局限,并不完全适合社会发展的需要。然而要立即改变这种现状也尚有困难,目前可以通过变通方式,在培养方向上进行适当的调整,更多地选择跨学科研究的课题,如在研究方向上向医学人文学科靠拢,培养中应强调文史哲的基本训练,打通医学史、医学哲学和医学社会学,为研究生今后的发展奠定扎实的基础。实际上,我国传统的文史哲不分家的大人文学科,可使学生具有更广阔的学术背景,更符合现代学术发展的需要。当然,有关学会、学校和研究机构应当积极提出培养高水平医学人文学科人才的意见与建议,如建立 M. D+Ph. D(人文社会科学类)的双博士计划,即在医学博士的基础上,再用3年左右的时间研究人文社会科学领域的问题,可成为医学人文学者。这种人才培养模式在欧美已广泛存在。在我国也有 MD. +Ph. D(自然科学类)的人才培养模式可以借鉴。这类双博士计划将对我国医学人文学科的发展起到积极的推动作用。此外,也可通过举办培训班、进修班等形式,提高现有师资队伍的素质。

3. 学术规范问题

近年来,学术界对学术规范失衡、泡沫学术泛滥的问题已有了警觉。学术失范的原因可归结为内部和外部两大方面。内部因素,即研究人员自身的学术道德问题。一些人受名利的诱惑,又不愿意做扎实的工作,于是炮制假大空的文章,编撰粗制滥造的教材,甚至抄袭、剽窃他人的作品。这些学术领域的丑陋现象不断被揭露出来,反映了学术人的自律决心。当然,为了帮助学者自律,完善论文评价规范也是必要的。如论文必须列出参考文献,对论文进行匿名评审等,这些基本措施在医学人文学科还未能完全实行。我们的任何工作都是建立在他人成果的基础之上的,或是启迪性的,或是批判性的。因此,列出参考文献是尊重前人的劳动。通过参考文献,不仅可判断作者是否对所研究的领域有一定的了解,也可判断哪些是别人的观点,哪些是自己的,你赞同和反对的意见是什么,你的创新之处何在,还可为辨别抄袭和剽窃提供依据。列出参考文献同时也有利于提高学术期刊的档次。因为评判学术期刊的标准之一，是看该期刊上发表文章被引证的数量。某期刊登载文章被引证的数量多，反映了该期刊对这一领域的影响力大。此外，匿名评审对提高学术期刊的质量也十分必要。外部原因主要是由于目前不合理的学术评价制度。已有文章对导致这种不合理学术评价制度的原因进行过详细评论，在此，仅从我国核心期刊遴选中医学人文学科相关的学术期刊基本落选及其对学科的危害，提出几点看法及有可能解决问题的途径。

我国现在的医学人文学科相关的学术期刊十分有限，只有《中华医史杂志》、《医学与哲学》、《中国医学伦理学》、《医学与社会》等几种，且分属于不同学科。因此，在目前核心期刊的遴选中，几乎没有入选者。其主要原因可能是在目前的学科划分中，不存在医学人文学科的分类，上述期刊分别被划分在医学管理、哲学、社会学中。这样在学术上有密切联系的学科，被表面上看似合理的划分而割裂了，而被强行归类后，医学人文学科的相关学术期刊在它们所分类的学科中又处于边缘地位，自然难以成为核心期刊了。此外，由于母体学科与分支学科已属于不同的学术共同体，相互之间缺乏交流（实际上这种交流也是十分必要的），以及医学人文学科相关杂志之间缺乏学术上的沟通与交流，尚未形成学术共同体，这些也是未能进入核心期刊的原因。《中华医史杂志》未被选入核心期刊是一个最典型的例子。《中华医史杂志》首先被划入预防医学和卫生学，然后按照被索量、被摘量、被引用量等一系列方法筛选，再请预防医学和卫生学专家评审。发表在《中华医史杂志》上的文章因专业方向、研究旨趣的不同，不可能在《卫生研究》、《卫生毒理学杂志》、《中华劳动卫生和职业病杂志》、《环境与健康》等期刊上有较高的被索量、被摘量、被引用量，这是由于他们之间的学术关联非常有限。因此，文献学方法的应用与不恰当引用会间接影响到学科的发展，由于在学术评价中不恰当的采用了具有一定"话语权力"的《中文核心期刊目录》，对我国医学人文学科的发展造成了严重的损害，特别是直接影响到医学院校的医学人文学科教学和研究人员的学术发展，如职称晋升、成果评定等。

我国"核心期刊目录"的编撰工作是参考了美国的《科学引文索引》（*Sciences Citation Index*）和《社会科学引文索引》（*Social Sciences Citation Index*）。然而，遗憾的是，可能是受到我国目前学科划分的影响，或者是因为对当前学科发展了解不充分，我国"核心期刊目录"的编撰没有参考美国同行的工作，对跨学科研究的期刊分类未给予应有的重视和恰当的分类。在《社会科学引文索引》中设有"医学、法律的"（medicine，legal）的分类，包括了医学哲学、医学伦理学、医学法学类的期刊，如 Bioethics、Hastings Center Report、Journal of Clinical Ethics、Journal of Health Politics Policy and Law、Journal of Medicine and Philosophy、Medicine Science and the Law、Theoretical Medicine and Bioethics。在"科学史和科学哲学"（history & philosophy of science）的分类下包括了科学史、医学史、科学哲学、科学社会学、科学传播学、技术与文化等方面的期刊。如 Historical Studies in the Physical and Biological Sciences、History and Philosophy of the Life Sciences、History of Science、History of the Human Sciences、Journal of the History of Medicine and Allied Sciences、Philosophy of Science、Public Understanding of Science、Science in Context、Social History of Medicine、Social Studies of Science、Technology and Culture。这种分类凸现了对科学和医学的跨学科研究的关注和肯定。中国科学技术史学会曾以学会的名义规定过科学技术史专业的核心期刊，但不具有约束力。目前，《自然辩证法通讯》、《自然辩证法研究》和《科学技术与辩证法》等杂志都亮出了科学哲学、科学技术史和科学技术与社会的主题，形成了学术合力，值得医学人文学科相关杂志借鉴。希望国内有关学术团体进行必要的磋商，扭转这种对跨学科研究发展不利的局面，也希望《中文核心期刊目录》以及其他从事类似核心期刊目录的编撰者们在修订时能倾听专业领域学者的意见，让期刊分类更为合理，更有利于学术的发展。

　　除了上述问题之外，医学人文学科的发展还存在着许多实际困难。如决策机构对医学人文学科重要性认识不足，因此经费投入少、研究人员待遇低，远远跟不上时代发展的需要。因为，他们只看到了医学人文学科与实际利益，尤其是与经济利益无直接关系，而忽视了它潜在的重要价值。如某医生在既无患者临终前同意，又没有得到家属认可的情况下，私下摘除了患者的器官给另一位需要移植器官的病人，结果引起了医疗纠纷，不仅给自己带来了麻烦，也给医院造成了经济损失。还有决策者缺乏远见造成卫生资源浪费的情况在我国也是屡见不鲜。因此，从某种程度上说，医学人文学科也是一种重要的卫生资源。目前，人们开始认识到医学人文学科作为一类融合医学科学和人文学科的交叉学科的重要作用。尽管医学人文学科尚面临着许多困难，但有理由相信，通过整体规划，加强领导，共同努力，其必将对医学发展发挥出更大的作用。

参 考 文 献

[1] Stempsey, WE. Medical humanities and philosophy: is the universe expanding or contracting? Medicine, Health Care and Philosophy, 2007, 10: 373-383.

[2] Evans M, Arnott R, Bolton G, et al. The medical humanities as a field of enquiry. J Med Ethics, 2001, 27: 104-105.

［3］J. R. 约翰斯顿. 哲学与人文地理学. 蔡运龙,江涛译. 北京:商务印书馆,2000:7.

［4］华勒斯坦. 开放社会科学:重建社会科学报告书. 北京:生活·读书·新知三联书店,1997:9.

［5］Pellegrino E. D. Bioethics as an interdisciplinary enterprise: where does ethics fit in the mosaic of disciplines? In : R. A. Carson and C. R. Burns (eds.) Philosophy of medicine and bioethics. Kluwer Academic Publishers: Dordrecht, 1997:1-23.

［6］Evans H. M. Medical Humanities : stranger at the gate, or long-lost friend? Medicine, Health Care and Philosophy,2007,10:363-372.

［7］张大庆. 制约我国医学人文学科发展原因的研究. 医学与哲学,2001,22(8):10-13.

［8］刘华杰. 关于"科学元勘"的称谓. 科学术语研究,2000,4:29-30.

［9］贺达仁. 关于人文医学的分类. 医学与哲学,1995,16(6):314-315.

［10］聂菁葆. 北美生命伦理学和医学人文学研究生教育. 医学与哲学,1995,16(4):198-200.

［11］吴国盛. 科学史学科建设的几点意见. 自然科学史研究,2000,19(1):10.

> 通识教育问题的核心在于自由传统和人文传统的传递。无论是单纯的信息获取，还是具体的技能和才干发展，都不能给予我们维持文明社会所必需的广泛的思想基础。真正有价值的教育，应该在每个教育阶段都持续地向学生提供进行价值判断的机会，否则就达不到理想的教育目的。
>
> ——詹姆斯-柯南特

第七章　医学人文教育

医学是既需要才智与经验，又需要博爱与奉献的事业。随着医学模式的转变、人们对医疗卫生服务要求的提高，如何培养适应医学发展需要的医学人才已成为世界各国医学界共同关注的问题，这也是当代医学教育面临的一大挑战。

一、医学院校人文教育的复兴

1993 年，英国医学总会（General Medical Council）颁布了一份培养"未来的医生"的指导性文件，文件强调了本科医学课程应当包括既适于一个普通医生的培养"核心"内容，又应当在教育上有益于医生个人未来的发展，提出了在承担注册前住院医生的职责之前，必须满足知识、技能和态度三方面多项要求。在"知识"方面，除了生物医学知识之外，也包含了涉及人际关系和伦理、法律方面的知识；在"技能"方面，强调了哲学训练对于学习基本临床方法可能是重要的；在"态度"方面，突出了医学的人文关爱与职业精神的重要性。

实际上，人文知识作为医学教育的必要内容并不是今天的创新。西方医学之父、古希腊医生希波克拉底提出医生应具备哲学家的全部最好的品质：无私、谦虚、高尚、冷静地判断、具有必要的知识、不迷信。中国唐代医学家孙思邈则指出,欲为大医,除医学知识外,还需涉猎五经三史、诸子庄老。由此可见,医学的人文传统历来为医生们所重视。19世纪以后,生物医学的迅速发展、医学分科的不断细化,导致了科学内容日益增加,人文社会科学的内容逐渐减少。20世纪60年代以来,随着医学技术突破而引发的一系列社会、伦理、法律问题,使得医学教育中人文学科的价值再次得到强调。欧美各国医学院校都将医学人文学科作为医学教育的必要内容,提出医学人文学科是培养高素质医生的基础。

在医学教育中,人文学的教育可分为两个主要方面:一类是与医学无直接关系的人文课程,作为学生一般教育的基础;另一类课程是能为医学生提供理解医学的复杂性和洞察病人的个体经验的人文学科。第二类即医学人文学课程,其特征为综合的、多学科的和跨学科的。学生在其中能统一和理解他们的科学知识与人文知识,形成好的医疗实践。在这里,医学人文学的学科不是由知识基础的内容而是由其目的来定义的。学生通过学习能判别卫生保健和研究中的道德、哲学和社会问题;理解医学伦理学的核心概念;鉴赏不同的观点;理解相关的医学法律、文化和历史观点等,培养学生更深入、全面地了解我国的卫生保健制度、具备卫生保健的经济、伦理、法律和政策等宏观领域的知识和判别能力。

美国著名生命伦理学家 E. D. Pellegrino 认为,医学的人文学科教育,不仅仅只是教授一种绅士的品质,也不是为了显示医生的教养,而是临床医生在作出谨慎和正确决策中应必备的基本素质,如同作为医学基础的科学知识和技能一样。实际上,临床医学不仅应基于科学的观察和实验室的数据,也应基于理解和减轻病人痛苦所形成的经验。医学人文不仅仅是课程,它也是临床医疗实践的重要内容。例如,一位医学生在叙述临床实习过程中看到一位妇产科主任搂着孕妇的肩,慢慢把孕妇从床上"抱"起来,选择的是自己最累但孕妇最省力的方法时,这位医学生感受到了一种充满"关怀"的行动,经历了一次心灵的洗礼。

医学人文学也非常关注培养临床医生与病人的交流能力,特别是对于慢性病(生物医学只提供部分对策),临床医生似乎可以通过将治疗本身与对病人独特经历的理解相结合,更好地服务于病人。这可以有助于避免开过多的处方(或者偶尔开过少的处方)和过度依赖技术手段。此外,患者对自己病因的解释常常模糊不清,除了身体因素外,心理因素也起重要的作用。因此,医生通过更多的交谈来理解疾病,在诊断上也可能是重要的。

当代医学发展和医疗卫生服务所面临的难题,的确不是哪一门学科所能单独解释和解决的,需要多学科的综合研究和跨学科的交流。医学人文学科作为一个由多学科交叉、综合形成的学科群,在培养现代医学人才中的重要作用日益受到人们的重视。我们现在提倡医学人文的全程教育,就是希望学生不仅只是在课堂上学习医学人文学科的知识,而且也应当将这些知识应用于临床医疗和公共卫生工作中。

回顾近年来我国的医学人文学教育,发展很快,有待改进之处也颇多。医学的人文精神是医学传统中最为绵长深远的一脉,医学人文的教育对医学来说是不可或缺的。它在医学生身上播下的种子,收获将会从日后广大的医疗卫生工作者的实践中体现出来。

在技术理性的时代,我们需要医学显示出更多的人文性和敏感性。我们希望通过医学人文教育,医生不仅是人道的、伦理的和敏感的医生,而且也是医学学科的鉴赏者,评价临床判断的艺术家。实践艺术家体现了对不确定性情况的宽容,对特殊情境的灵活性和适应性,对价值冲突情况的反省。这种医生将从简单地应用知识和适应规则走向临床的革新,如熟悉临床知识的解释和直觉方式(应用默会知识),能与患者之间建立起良好沟通,且能做到有目的地自我监控。

在达特茅斯学院举行"现代医学中良知的重要问题"讨论会的同时,来自美国循道会和长老会的牧师们,也在讨论宗教在医学教育中存在的意义。在西方,宗教与医学的缠绕根深蒂固,但在现代医学的冲击下,宗教之于医学的意义日渐淡薄。如何促进医学中对人的价值的尊重,成为牧师们重建医学与宗教联系的核心问题。1965 年 5 月,美国循道会和长老会成立了一个专门研究医学教育问题的"医学教育与神学委员会"。该委员会由 8 位成员组成,其中有 4 位牧师、1 位心理学家、3位医生,医生中 2 人是医学院行政管理官员,1 人是美国医学院校联合会(AAMC)成员。委员会认为当时在医学教育中有三个值得关注的问题,即去人性化(depersonalization)、分子生物学中心论(centrality of molecular biology)、基于机械论医学的教学(teaching of mechanistic medicine),因此,应当在医学院增设有关人文教育的教席,以制衡医学过度技术化的倾向[1]。

美国教育家弗莱克斯勒于 1910 年发表的关于美国医学教育的报告,引发了美国医学教育的革命性变化。美国的医学教育以约翰·霍普金斯医学院为模式,建立了基础医学科学和全日制临床医生制度,极大地提高了美国医学教育与医学科学水平,并在不长的时间内,使美国的医学科学跻于世界前列。"医学教育与神学委员会"期望能重复这个美国医学教育的神话,将人类价值引入医学教育来再次革新美国的医学教育。

1966 年,"医学教育与神学委员会"通过美国医学院校联合会向 84 所四年制医学院发出调查问卷,了解医学人文类课程的教学情况,大多学校的回答是暂无,只有10所院校开设过此类课程。委员会通过问卷和考察,发现医学教育存在着严重忽视人文教育的倾向,于是决定设立一个计划,筹集资金和建立机构,通过开展一系列活动来促进医学人文教育,主要包括课程体系、设置专门学科和长期教席。委员会希望该计划能获得美国医学会(AMA)和美国医学院校联合会的支持,获得学术上的合法性。

1969年,该委员会的学院组举行会议,来自芝加哥大学、佛罗里达大学、弗吉尼亚大学、罗彻斯特大学和耶鲁大学等医学院的10位从事医学与人类价值教学和研究的教授与会,其中包括1960年达特茅斯学院那场讨论会的主席雷内·杜博斯。随着工作的深入,该委员会本身也发生了重大变化,即更加世俗化和学术化,并于1969年更名为"健康与人类价值学会"(Society for Health and Human Values),其目标是将人类价值作为医疗卫生专业人员教育的基本、明确的内容。为了获得来自包括联邦政府和国家人文基金会的更多资金的支持,该学会淡化其宗教色彩,并成立了一个"健康与人类价值研究所",主要关注在医学研究和实践中缺乏考虑的人的价值问题或其他考虑不够的问题。

第一个在大学中设立医学人文学教育和研究独立建制的是宾夕法尼亚州立大学医学院医学人文学系。1964年,佛罗里达大学医学院院长哈里(George T. Harrell)应宾夕法尼亚州立大学之邀创建一所新的医学院。哈里设想建立一个新型的医学院,其新的课程体系将强调理解社会中家庭的重要作用,研究慢性病对生活和行为方式的影响,理解疾病和医疗保健中的哲学、精神和伦理问题。因此,该学院继设立了内科、外科学系后,1967年又设立了家庭与社会医学、行为科学和医学人文学三个系[2]。医学人文学系旨在应用人文学科方法和理论来审视医学教育和实践。当时,医学人文学和生命伦理学的概念尚未形成,该系创建后首要任务是确定课程设置,将人文教育综合到医学教育体系中无疑是一个创举。20世纪70年代中期,该系与临床学系合作,建立了"人文医学:临床教学计划",并在此基础上成立了"人文医学中心"(The Center for Humanistic Medicine)。

20世纪70年代以后,随着现代医学技术的发展,伦理、法律和社会问题日益突出,促进了医学人文学科的建制化发展,许多大学的医学院纷纷成立了医学人文学教学和研究机构。医学人文学科的研究生教育也得到迅速发展,许多大学设立了跨学科的医学人文学研究生培养计划。医学人文学科在美国的发展也影响到世界其他国家,20世纪80年代以后,在欧洲、亚洲、南美洲、大洋洲一些国家的著名大学也陆续建立了医学人文学的教育和研究机构。

　　一般认为,一个学科的建立应有三个代表性标志,即在大学中设立教席、建立独立的学术团体以及拥有自己的专业期刊。最早的医学人文学术团体是 1969 年美国成立的"健康与人类价值学会"(Society for Health and Human Values)。20 世纪 70 年代以后,随着生命伦理学的兴起,生命伦理与医学伦理的学科得到迅速发展,在医学人文学科群中占据了突出地位。因此,有学者指出,在 20 世纪上半叶,欧美各国主要是通过医学史课程来培养医学生对医学中人文价值的认识;在 20 世纪下半叶,医学伦理取代了医学史,成为医学生认识和分析当代医学危机的工具[3]。

　　面对当代医学和卫生保健中日益增多的人的价值问题,人们认识到解释和解决这些问题需要更宽阔的视野。1998 年,美国健康与人类价值学会与生命伦理咨询会(Society for Bioethics Consultation,SBC)及美国生命伦理协会(American Association of Bioethics,AAB)合并为美国生命伦理与人文学会(The American Society for Bioethics and Humanities,ASBH)。1999 年,英国医学人文学会(Association for Medical Humanities)成立,并创办了一本国际性同行评议的杂志《医学人文学》(Medical Humanities)。2001 年 5 月,由威尔士大学和 Nuffield 信托基金会联合发起的一个研讨会在威尔士波厄斯郡举行。会议目的是提供一个深入探讨医学人文学的机会,研究如何能使之发展为一个有价值的大学教育与研究领域。2004 年 11 月,澳大利亚医学人文学会(The Australasian Association for Medical Humanities)宣告成立[4]。

　　20 世纪 80 年代以后,我国医学人文学科的教学和研究在各医学院校陆续开展,来自医学史、自然辩证法、医学伦理学以及政治理论课的教学和研究人员,在承担着传统医学人文学科的教学和研究的同时,也开设了一些新兴的医学人文学课程并开拓了新的研究领域,如医学文化人类学、生命伦理学、医学美学等。90 年代,国内的一些学者开始注意到建设医学人文学科学术共同体的必要性,在南京、大连、上海、北京分别召开过医学人文学学术研讨会,《医学与哲学》等杂志上也不断有呼吁和讨论医学人文学学科建设的文章,还有部分哲学社会科学界和新闻出版界人士关注医学人文学问题。医学人文学科研究的相关机构也有了一定发展,这些举措表明国内学者对医学人文学的学科建设已有了共识。

二、理解医学人文学——躬行更待深知

　　虽然医学人文学的概念已为学界所接受。然而,对于医学人文学的学科性质、

研究领域、学术范式等却存在着不同的理解。例如,《医学人文学》杂志将医学人文学定义为一种跨学科的探索,旨在研究和阐释医学实践的性质、目的和价值;寻求一种对生命特性的科学理解和对个体经验的人文理解的综合。而澳大利亚医学人文学会给予的概念是,医学人文学是有关"人的科学",以历史、哲学、文学、艺术等学科的观点来理解健康、疾病与医学。它旨在跨越临床医学与人文学科之间的藩篱,促进跨学科的教育与研究,从而使得病人获得最好的医疗服务。医学人文学反映出医学界逐渐认可了医学是一门包括"人的科学"(science of the human)在内的复杂学科。

在医学文献中,医学人文学这个词具有多重含义,有人仅仅将之视为医学伦理学的同义词,或将其作为人际沟通技巧、行为科学的一部分,也有人提出医学人文学实质上是一种人文的医学。有人将它视为一个专门的学科,也有人认为它应当是一个学科群。

著名生命伦理学家 E. D. Pellegrino 则从医生素质的构成上来阐述他所理解的医学人文学,他认为,作为医学基础的人文学科包括文学、哲学、历史、艺术、音乐、法律、经济、政治学、神学和人类学等。这些人文学科在医学中具有正当合理的位置,它不应只是一种绅士的品质,不是作为医疗技艺的彬彬有礼的装饰,也不是为了显示医生的教养,而是临床医生在做出谨慎和正确决策中应必备的基本素质,如同作为医学基础的科学知识和技能一样[5]。

Pellegrino 的概念实际上涉及医学人文学的性质问题,即医学人文学与医学科学的关问题。一种观点是医学人文学可"软化"医学科学的"硬核",强调医生对病人的理解与关怀,但并未在本质上改变医学实践。这种"医学人文"实质上等同于过去所谓"医疗的艺术",一般被看做医学科学的平衡力量,形成与医学科学的互补。另一种观点认为医学人文学是将人放在医学的中心位置来重建医学的框架,它提出医学需要哲学上的根本转变,跨越传统的边界,使临床医学不仅基于科学的观察和实验室的数据,也应基于理解和减轻病人痛苦所形成的经验。这种观点期望将病痛的经验、病人的观点带入医学解释的模式,因此,医学人文学应是医学整体的一部分。医学的艺术只是使医生人性化,而医学人文学则是要使医学人性化。

医学人文作为一个学科群的出现与 20 世纪 70 年代以后医学伦理学或生命伦理学的迅速发展密切相关。无论是从学者身份、学术团体还是专业期刊上看,两者间的交叉、重叠明显可见。最为典型的例子是英国出版的《医学人文学》杂志,主办机构是英国医学杂志集团下的医学伦理杂志社。在美国已出现医学伦理与医学人文教学研究机构和学会的融合。

将医学人文学科看做一个旨在关注和考察医疗保健和卫生服务中的人类价值、探讨医学的终极关怀问题的学科群,其意义在于从历史、哲学、伦理、文化、宗教等多个维度来审视医疗保健实践、卫生服务制度以及卫生政策的制定,来探讨医学的本质与价值。尽管医学技术的进步极大地改善了人类的健康问题,但也动摇了长期以来医学所坚守的人类价值标准的基石。实际上,近几十年来,医学界也开始怀疑当代医学的安全性问题,循证医学的出现、Cochrane 合作中心以及临床优化研究所的成立,意味着医学界期望收集更多的临床治疗数据来重建医疗方案的准确度。当下对医学人文精神的强调和医学职业价值的重估,目的也在于确保医学的正当性。英国医学总会在"明天的医生"中所提到的,人文学可以提供几个益处,包括培养临床医生与病人的交流能力,更敏锐地抓住病人散漫叙述的核心,寻找更多样的方法促进健康、减轻疾病和残疾的不良后果。特别是对于慢性病(生物医学只提供部分对策),临床医学似乎可以通过将治疗本身与对病人独特经历的理解相结合,更好地服务于病人。这可以有助于避免开过多的处方(或者偶尔开过少的处方)和过度依赖技术手段。再者,患者对自己病因的解释往往不足取,况且疾病除了身体因素外,心理因素也起重要的作用。因此,通过更多的交谈来理解疾病,在诊断上也可能是重要的。此外,医学人文学还具有沟通医学与公众的作用。对医学技术和卫生服务正确、适当的宣传是影响社会舆论的关键,目前医疗卫生中的问题,一部分也是由于医学界与社会公众的沟通不足所致。

在当今强调专业划分的境遇中,区分医学人文与医学伦理或生命伦理,或者厘清两者之间的关系,也是一个颇具吸引力的问题,以至于 1999 年在英国伦敦举行的国际生命伦理学大会上,以及牛津大学和美国生命伦理研究机构海斯汀斯中心联合举办的研讨会上,都有专题来讨论医学人文与医学伦理或生命伦理的关系。

D. Greaves 等提出三种对医学人文与医学伦理的理解。第一种观点认为医学伦理是医学人文学的分支学科之一。第二种观点是医学人文学是以更宽广的视野来考察医学和卫生保健中伦理问题的一种跨学科方法,因此,道德问题只是影响整个医疗保健活动中的多种文化因素之一。第三种观点是将医学人文学作为研究临床医学中的知识探索与价值诉求的一种综合方法[6]。哈佛大学的医学伦理学家 D. Wakler 认为,医学人文是叙述性的,通过它可以理解人类的疾病经验,而生命伦理学是分析性的,可为制订医疗保健政策提供依据。尽管存在着一些分歧,但大多数学者还是赞同从宽泛的意义上来定义医学人文学。

其实,当代医学发展和医疗卫生服务所面临的难题,的确不是哪一门学科所能单独解释和解决的,需要多学科的综合研究和跨学科的交流。医学人文学科作为一个由多学科交叉、综合形成的学科群,正是旨在确保医学技术和医疗卫生服务的正当、公正与公平,促进社会和谐与协调发展。2005 年,英国医学人文学会举行会议,主题就是"医学与人文学:走向交叉学科的实践"。组织提出的会议目标是:推进医学人文学在临床实践中价值的讨论;关注医学与人文学科交叉研究;创造一个不同专业背景交流思想和经验的场景[7]。

当然,医学人文学科沿着这条道路发展也有其潜在的风险。作为一个多学科组成的交叉学科群,需要找到适应于交叉学科研究和教学的理论与方法。交叉学科的名称容易取,但实行起来有难度,有些交叉学科实际上是多学科的集合,学科间的联系不强,甚至是各自独立的话语,缺乏跨学科的对话。医学人文学需要的是真正成为一个各分支之间有机联系的交叉学科,能进行跨学科的交流。

人文知识作为医学教育的必要内容并不是今天的创新,西方医学之父、古希腊医生希波克拉底提出医生应具备哲学家的全部最好的品质:无私、谦虚、高尚、冷静地判断、具有必要的知识、不迷信。希波克拉底的思想被认为是最早的医学人文主义纲领。中国唐代医学家孙思邈则指出,欲为大医,除医学知识外,还需涉猎五经三史、诸子庄老。医学的人文传统历来为医生们所重视。"偶尔治愈、常常缓解、始终安慰"(to cure sometimes, to relieve often, to comfort always)的格言,体现了医生内心的谦逊与关爱。

19 世纪末 20 世纪初,生物医学的迅速发展使得医学与人文学之间的关系发生了根本性的改变,医学分科的不断细化,科学课程的内容日益增加,从而导致人文社会科学的内容被逐渐压缩,医学生的人文教育被专业教育所取代,更加注重实验室技能的训练。这种状况一直延续到 20 世纪 70 年代。

伴随医学技术发展而出现的一系列社会、伦理、法律问题,不仅刺激了学术界的研究转向,而且在医学教育中,人文学科的价值也再次得到强调。欧美各国医学院校都将医学人文学科作为医学教育的必要内容,提出医学人文学科是培养高素质医生的基础。这种跨学科的医学人文学建构是基于这样一个假设,即当代卫生保健难题,无论是地区、国家还是国际的,不能在任何单一学科范围内解决,都需要多个学科合作与综合:科学、人文、历史、法律、医学、公共卫生、哲学、教育、人类学、社会学。

美国大学的医学人文学科设置大多以教学和研究生培养项目的形式出现,参与项目的成员来自不同院系,一般专职教师不多,主要采用双聘制来解决师资问题。也有部分学校设立了医学人文学系或研究所,教学研究力量较强,可培养医学人文学科的博士。美国许多医学院属于专业学院,学生都是大学本科毕业后进入医学专业学习的,因此,具有较好的人文素养,他们在本科阶段已学过医学人文课程。哈佛大学、耶鲁大学、宾夕法尼亚大学等校的科学史和医学史系的本科生,几乎有一半是准备考入医学院的。所以美国大学医学人文课程的要求是比较高的,如通过学习能判别卫生保健和研究中的道德、哲学和社会问题;理解医学伦理学的核心概念;鉴赏不同的观点;理解相关的法律、文化和历史观点;开发阐明、评价和辩护特殊医疗情况的能力。医学生还被要求参与学术活动,独立完成一个医学法律、伦理或人文学科方面的研究课题。

在医学院学习期间,每年都安排有医学人文学课程。一般在前两年,主要是向学生介绍与医疗实践相关的重要的伦理、法律和政策问题。第三年学生进入临床,安排有以医患关系为主题的讨论课,要求学生从不同角度探讨医患关系问题,包括关系的伦理基础、确定医患关系的权利和责任的法律、医患交流的重要意义、影响职业判断和临床决策的因素等问题。由于在学生承担病人照顾的责任时是学习人文知识的最好时机,所以医学人文教学安排在临床阶段是较适当的选择。此外,学生还需参加有关"社会、法律和卫生保健:医生的作用"之类的讨论,使学生更多地了解美国卫生保健制度、卫生保健的经济问题、卫生保健质量评估、管理保健的伦理、法律和政策等宏观领域的知识和判别能力。

虽然,各学校开设的医学人文课程不尽相同,但目的都是拓宽学生的视野、掌握初步的解释和解决当今复杂的医疗保健问题的理论与方法。然而在有限的时间内,学生不可能涉猎门类众多、内容庞杂的人文学科,于是提出了医学人文学核心课程的概念。如在宾夕法尼亚州州立大学医学院,规定的4门核心课程是医学人文学:工具与基础、伦理学的哲学与宗教观、医学科学导论、当代社会的生命伦理学,同时还要求学生参加一个研究伦理的讨论班,采用 PBL 教学法,核心课程为讲授与小组讨论及相关社会实践活动相结合。完成核心课程后,学生可选择一个研究方向,如遗传研究与治疗、生殖技术、临终问题、生物恐怖主义、文化问题等撰写研究论文。还有学校将医学人文教学与学生的社会实践结合在一起。如参观医学博物馆,阅读或观看医学相关的文学、艺术、电影、电视作品,编排有关当代医学难题的戏剧,组织学生社团研讨医学人文问题等。

20 世纪 90 年代,英国医学总会提出了本科医学教育指南,改革课程设置,重新引入更加注重医疗实践中的认知和情感成分的博雅教育[8]。M. Evans 提出应将医学人文学科列入医学教育的基本的、核心课程体系中,作为理解医学和医疗保健的基础[9]。虽然,医学人文学科不是采用传统的医学方法,以目的、方法、结果、讨论和结论的形式来呈现"研究证据",而是按照人文研究的范式,以沉思、阅读和理性的辩论,来为医学的人文价值的提供辩护,但这种理性的争辩,对传统观念的挑战和疾病经验的诠释,在某种程度上却是原来的医学教育中所缺乏的[10]。

我国目前医学人文学科还处在创建初期,有些高校建立了医学人文学研究所或中心,医学人文学科教育与研究有了一定的发展。但还有许多大学尚未形成独立的建制,课程的开设随意性大,缺乏学科规范,而且大多数课程是依据学校或教师兴趣开设的,缺乏学科整体性规划,课程的变动性大,因此许多课程的教学和师资质量难以保证。因此,确定医学人文学的核心课程,是目前我国医学人文学科教学中亟待解决的问题。现有的学科划分严重地制约了医学人文学科的发展。在欧美国家,新兴学科的创建大多以项目的形式出现。诸如医学人文学之类的交叉学科项目,大多由来自不同院系的教师组成,项目不仅开设课程、进行学术研究,而且还承担研究生的培养。经过一定时期的发展,必要时可建立专门的系、所。这种灵活的模式有利于新学科的成长。而我国过分强调学科划分,如医学人文学科被分散在哲学、社会学、政治理论、教育学、预防医学、中医学等不同的类别中。客观上讲,这种以知识源流为依据的划分方法,虽然可反映出分支学科与母体学科之间的衍生关系,但它忽视了交叉学科研究对象的特殊性,由此造成了一种矛盾现象,即按照目前的学科划分,医学伦理学属于伦理学的分支应用伦理学的分支学科,医史学属于历史学的分支科学史的分支学科,但实际上分支学科与母体学科之间的关系已较为疏远,而与临近的相关学科,如医学伦理学与医学社会学和医史学的关系则更为密切。因此,以横向联系而不是按纵向梳理构建学科群更适合于跨学科发展和交流的特点。

纵观我国医学人文学教育的现状,有待改进之处实多。但医学人文学作为当代医学的一个日益凸现的方面,它倡导、宣扬和维护的人文精神,它所珍视的"人"的概念,是医学传统中最为绵长深远的一脉,也是医学的实质和精髓。医学人文的研究和教学对医学来说是不可或缺的。人文教育在医学生身上播下的种子,日后的收获将会从广大的医疗卫生工作者的实践中体现出来,医学教育在这个地方如若留下空白将是莫大的遗憾。目前在我国推行医学人文教育面临着众多的问题,可谓知之不易,行之维艰。惟其任重道远,相信国内医学人文学界的工作者,当会更加奋勉和努力。

三、医学人文核心课程的构建

医学人文素质系指与医学密切相关的、跨领域的、通用的、基础性的医学人文与社会科学的综合素质。包括对科学精神与科学思想演化的掌握;对人的历史、人的心理以及人性的认识和理解;对人类健康疾病观念和医学历史的认识;对医学相关法律和伦理的把握;对文学与艺术帮助理解人类心灵的把握。综合表现为崇尚和尊重科学的态度、对人的理解力和同情心,在法律和伦理原则指导下,艺术地处理与医疗活动中相关的人际关系的态度和能力。

医学人文素质教育课程设置以《全球医学教育最低基本要求》为基础,结合我国卫生部、教育部《中国医学教育改革和发展纲要》中加强对医学生综合素质培养的要求,提出应对医学生进行六个方面的医学人文素质培养:科学发展观、哲学与批判性思维、伦理道德与职业精神、法律素养、心理与沟通能力、医生与社会。

医学人文素质的培养不能只依赖于有限的课程,还应当通过其他非课程形式共同完成。比如参与社会调查活动,浏览科普网站,阅读名篇佳作,观看科普影视,参加社会服务,聆听专家、学者的报告讲座等。

医学科学受其自身发展内在逻辑力量的推动、自然科学和工程技术科学等许多学科高新理论和技术方法广泛渗透及应用的促进和社会巨大需要的强力驱使,正从生物学单方位研究、精细分科、高度分化、向微观不断深入的基础上,向宏观不断拓展,出现了社会、心理、生物学全方位研究、多科融汇、高度综合的态势,正在以个体为中心,从小到细胞、分子以至量子水平,大到群体、环境以至宇宙水平,日益清楚地阐明人体不同层次特别是微细层次的结构、功能及其相互关系,日益广泛地研究从个体发生直至死亡的生理和病理过程及其物质基础和自然、社会、心理影响因素,日益深入地揭示癌症等重大疾病和衰老的发生、发展、转归机制、规律性及干预措施,日益成功地探索生殖机制、调节生殖、优化生育、卫生保健和延年益寿的原理及方法,从而在调节人口发展、提高人口素质、防治人群疾病、维护和提高身心健康水平等方面取得巨大成就。

由于科技的突飞猛进,关于生命现象和本质、生物结构和机制及其各种特性认识的一系列突破,促成了生命科学的飞速发展;同时由于生产力的极大提高,使人类从生产中受奴役的被动地位逐渐转变成驾驭生产的主宰地位,从而使人类有可能并且需要研究生命和生存的价值;人类为了更好地实现生存、发展,特别是享受的基本需要,需进一步了解生命的本质和过程;人类在"征服"和"控制"自然方面取得巨大成功的同时也带来了可能危及人类生存的后果,资源短缺、能源危机、环境污染、生态破坏、森林砍伐、水土流失、酸雨频繁、臭氧空洞等已成为全球性的危机,使人类更加重视自身生命和生存的价值;了解和调控生命过程、认识和控制疾病,保证和维护身体健康,创造和谐、健康的生存环境,调整人与自然的关系,解决农业、环境、资源、医药问题,调节和优化生育、开发人工智能等紧迫巨大的社会需要极大地推动了生命科学的发展,许多国家不惜付出巨额资金和巨大代价,集中大批优秀人才,在生命科学和生物技术领域广泛开展研究,使生命科学发展成为研究和应用范围最为广泛、分支学科最多的科学领域,逐渐成为 21 世纪的带头学科。欧美等发达国家均已确立了以生命科学为主的偏振型基础科学战略布局。科学重点的这一转变极大地推动了作为生命科学重要组成部分的医学科技的发展,同时也赋予医学科技领域历史重任。

同时,医学模式的转变将引起医疗卫生工作主导、中心、基础、重点、依托及目标等方面一系列的变化。①主导:从以疾病为主导转变为以健康为主导;②中心:从单个患者转变为各种群体以至全人群;③基础:从以医院为基础转变为以社会为基础;④重点:从诊断治疗转变为预防保健;⑤依托:从主要依靠医学科技和医疗部门自身转变为依靠众多学科和全社会的参与;⑥目标:从疾病防治与身心健康转变为身心健全及其与环境的和谐一致。

因而,当代的医学将成为大科学。医学是生命科学的重要组成部分,是一门应用科学,在科技、文化、经济、社会发展中具有重要的作用,又与社会所有成员密切相关,最受人们关注。长期以来医学就是许多科学和技术学科实验的场所,医学也正是在各学科的推动下发展的。医学要解决的许多重大问题,不论是关于生命过程及其本质、脑功能、基因功能,还是各种重大疾病都是当代科学的难题、科研的重点,没有最新科学理论的指导和众多高新技术的支持,是无法进行的。特别是随着健康概念和卫生概念内涵的不断扩展,与社会环境和自然环境关系的日益密切,医学涉及自然科学、技术科学和社会科学等一大批学科,自然科学和技术科学还将更大规模更加普遍地向医学渗透。这需要未来从事医疗的工作者们不但具备本专业的知识、方法,还需要了解专业以外的如数学、物理、化学、工程、计算机、心理、社会等多学科的知识、方法。另一方面,生物医学科学、信息技术和生物技术的迅猛发展,也为医学带来了新的伦理、社会和法律方面的挑战,也要求科学与医疗技术的发展之间保持平衡。具备较高综合科学素质的医学人才将会是未来所需要的,也才能真正立足于未来社会。而医学教育的一项重要职责,就是要培养未来的医生具有适应迅速改变的卫生保健环境并进行医疗实践的能力。

在目前的医学课程体系中加入医学人文学的模块,或许不是改革医学课程体系的最好方式。理论上,医学人文学教育可直接融入医学课程教育之中,为医务人员提供丰富的、能宽容不同立场与观点的临床进路。但实践中这类思路却很难操作,至少目前医务人员的知识结构和实践空间尚难达到这一境界。

医学人文学在正式的医学课程体系和研究领域中,大多依然沿袭传统的学科体系,包括本科、研究生和继续教育的课程,虽然很早就有了医学人文学的概念,但在实际的医学教育中还是按学科进行。欧美国家医学院校开设的医学人文课程不尽相同,但从课程体系上看,大致包括了三个方面的内容:一是关涉知识的价值,如医学哲学和医学史课程,目的是对生命科学与医学发展的理解以及对现有知识的怀疑和批评意识。二是关涉医学技术的道德价值和医学职业的价值,如医学伦理学,目的是强调医学研究和临床技术的应用必须符合伦理准则以及医生的职业精神,如同情、宽容、尊重、理解和正直。三是关涉叙述的价值,如医学与文学、医患沟通学等,增强医生对临床病史和患者经历的敏感性和在交流中使用修辞策略的灵活意识。当然,从广义的医学人文学定义出发,还有一些课程也可列入其中,如医学文化人类学、医学心理学、医学社会学等。无论课程体系如何建构,医学人文学的核心是培养医务人员人文关怀的敏感性和临床实践中的优雅风格。

如医学史、医学伦理学等均可追溯到古代先贤对医学的评述并建立了自己的学术传统。这些学科有助于我们理解在文化与社会境遇中生命科学与医学如何发生,文化如何与疾病的个体经验相互作用,理解医疗实践的方式。比如,医学的文学与艺术,有助于拓展和培育我们观察、分析和反省的能力。医学的文学与艺术,不仅包括探讨写作、绘画等创作活动的治疗价值,如鼓励慢性病人进行创作并解释临床症状对他的意义;也涉及文艺作品在公共卫生和健康教育中的作用,如利用各种卫生宣传展览和社区健康教育[11]。

四、医学人文教育的评价

医学人文教育在美国已近半个世纪,在我国提出医学人文教育的理念也近20年(若分别计算医学史、医学伦理学以及相关的职业道德教育的时限也超过半个世纪了)。尽管人们对医学人文的定义和精确表述仍然存在争论,但是医学人文教育对未来的医生和医学界具有好处已成为共识。最近国际医学教育改革的趋势显示,各种类型、不同层次的医学人文培训项目已遍及世界各国的医学院校[12]。然而,医学人文教育对学生和住院医生究竟有什么影响?对他们的职业精神培养、道德情操的提升、医患关系的改善能发挥怎样的作用?其在医学教育中的地位究竟应如何评估?这一系列的问题都需要进行科学的分析与合理的评价。虽然许多医学院都提供了不同类型的人文学科的选修课程,但是如何测量和量化这些课程的影响是具有挑战性的,因为不同类型的课程在内容和目标上各不相同。国内外都有学者试图探讨学生在医学人文课程学习后有何变化,如同情心是否会增加、对医学职业精神的认知与态度是否有改善以及医学生自我照顾能力是否有提高等,但对这些主观成果的测量,研究者依然看法不一甚至矛盾。特别是因为人文学科的教育与培训,并非简单的学习知识和掌握技能,而是需要将所学的知识与技能融汇于自身的医疗服务行动中,体现在临床诊疗活动的过程中,因此,有学者试图通过定量研究的方法考察医学校毕业后和住院医生期间的医生行为,以评估医学人文教育的效果和价值。

医学教育工作者早已认识到,培养一位成功的医生,所需的教育远不是限于理解科学的原理。早在20世纪20年代,哈佛医学院著名内科医生、在北京协和医学院创办时期发挥了重要作用的弗朗西斯·皮博迪①就深刻地指出:"年轻的毕业生已经学了很多关于疾病的机制,但医疗实践太少,或直言之,他们太'科学',不知道如何照顾病人"[13]。因此,在医学教育中纳入人文学科可丰富医疗专业学生知识储备、培养更多有包容性的医生,提高医学生与患者沟通的能力或提高其舒适度,锻炼医学生的倾听能力和观察能力等。有学者分析了美国医学院的入学要求和课程体系,发现人文课程或对人文知识的要求已有显著增加。一些院校除了提供传统的预科课程外,还有专门的医学人文课程,例如叙事医学课程采用文学和写作为载体,来提高医学生反思和同情[14]。美国医学院校联合会的一项医学院入学情况调查表明,成功医学院申请人中有接近15%是大学主修人文与社会科学专业的学生[15]。

美国纽约的西奈山医学院(MSSM)自1991年开始启动了一项"人文科学和医学(H&M)预科计划",即医学院招收主修为人文学科的学生,同时跟踪他们的学术成长过程并将他们与同期的生物医学预科的学生进行对照。这些主修人文学科的学生在大学二年级可申请医学院,如果申请成功的话,他们只需要完成较少的传统预科要求,且不参加医学院的入学考试(MCAT)。这为他们提供了极大的灵活性,可使他们在预科阶段更多地专注于人文科学的学习与研究。为确保有足够的预科科学的学习,这些学生被要求参加医学院的一个为期8周的暑期预科班,学习精简

①弗朗西斯·皮博迪(Francis W. Peabody, 1881—1927)是第一个在彼得·本特在波士顿布里格姆医院的总住院医师。在第一次世界大战中,他曾担任战地医生。他是洛克菲勒基金会第一次中国医学考察委员会的成员,1921~1922任北京协和医学院内科访问教授,对协和的创办与发展有重要影响。1927年,45岁的他正值职业生涯高峰时,不幸患上癌症。患病期间,皮博迪发表了一系列演讲,他告诫学生:"治疗某种疾病可能是完全客观的,照护病人必须是完全个体的。"在他著名的题为"照顾病人"的演讲中,皮博迪提出了这句至理名言:"治疗病人的秘密是在于照顾病人。"7个月后,他离开了人世。

了的有机化学和物理课程等基础医学课程,并参加医学伦理课程和临床活动,也参加全球健康、转化医学、卫生政策以及医学与艺术的研讨会和讲座。总体上看,进入医学院之前主修人文学科的学生与学习自然科学的学生相比,科学准备稍显不足。A. W. Schwartz 等对该校第一批 H&M 的学生队列进行了研究,并与标准录取的 2 个学生队列进行比较。研究发现,H&M 的学生在前临床阶段的前几年,学习上稍有困难,但在第三年,作为一个群体,他们与传统的预科背景的同学在学术上已无区别。但在另一方面,H&M 的学生有更多的人获得美国阿尔法欧米茄阿尔法(AΩA)医学荣誉学会会员资格、临床见习荣誉和其他学术名衔。这些数据表明,虽然人文学科专业背景的医学生与科学背景的同学相比,在前期临床课程阶段的表现稍弱,但他们在临床见习中却表现优秀,在此期间教材和培养皿让位于真实地与病人打交道和解决临床问题的能力[16]。

在医学院和住院医培训期间学术成就的最好预测是以前的学习成绩。有学者比较了人文学科主修与科学主修的学生在本科医学课程的成绩,发现在每年的平均绩点、美国医师执照考试(USMLE)的第一、二部分和临床见习能力测验的排行之间均无显著差异。20 世纪 80 年代后,美国医学院协会发表了一系列关于一般医学专业教育和医学院预科教育的报告,围绕着申请医学院者所需的科学与人文社科知识等展开了广泛、深入的研究,呼吁预科课程改革,强调除了传统的科学和数学课程外,应重视人文科学的价值。他们的研究也显示,某些课程,如微积分和有机化学,主要用来区分在医学预科阶段学生的差异,而与医疗实践关系不大,往往与以团队为基础、以医疗实践为中心的学习形成竞争。因此,有专家建议在预科课程中应包括人文科学的研究,其可更好地培养学生处理复杂现实的能力,有利于医生道德水平的提升和个人发展。

然而,在医学预科和医学院课程体系中增加人文社科课程,究竟在多大程度上影响医学生和实习医生?大多数相关研究是定性而非定量的结果,如学习人文社科课程可以增加医学生的同情心,提升沟通能力、增强职业精神、提高文化敏感性等。但是,由于人文学科的目标和预期结果不同,从而使得如何去衡量学生从这些课程中获益具有挑战性。有学者利用杰弗逊医师同情量表(JSPE)对医学生的同情心测量进行了前瞻性纵向研究,他们发现学生在医学基础课程学习期间的前后对比,同情心显著下降;学生越年轻、在他们基础课程学习中得分越高,同情心测量的分数则较低[17];在临床见习期间,那些具有 JSPE 更高同情心成绩的学生临床能力排行较高[18]。

住院医生训练期间同情心的水平能否改变依然存在争论。一项对98位内科住院医师进行的JSPE研究发现，同情心分数在整个住院医生培训期间基本保持稳定，而另一项前瞻性纵向研究，采用人际反应指数衡量住院医师的同情心，发现住院医生在培训期间同情心略有下降，但并没有实际的临床意义[19]。不过，夏皮罗（Shapiro,J.）等对参与"文学与医学"选修课的医学生进行的定量/定性研究表明，用同情心构造等级量表（Empathy Construct Rating Scale）评价参加该课程的学生，发现学生在理解病人观点方面增加了复杂性，学生还注意到人文学科在处理医疗培训压力方面的作用。该研究还发现，学生的同情心和人道主义的JSPE评级分数高度相关[20]。

人文教育对医学生和住院医生的职业精神提升具有积极意义。虽然人文社科教育对职业行为的影响缺乏直接因果联系和数据支持，例如，我们不能肯定赤脚医生在医患关系处理、对病人的关怀和同情心方面一定比经过大学教育的医生要差一些。也有人认为，人道主义和职业精神不一定是交织在一起的，甚至可能是相互冲突的。因为人文主义是"普遍的、平等主义的意识形态"，而职业精神代表的是"狭隘的、由一个特定专业团体所决定的实践模式"。因此，我们若需将两者有机地结合，必须将职业精神建立在人文主义的基础之上，否则缺乏人文主义价值的职业精神就失去了灵魂。正因为如此，我们需要将人文教育与职业精神关联起来，研究人文科学在改善医生的文化理解力和照顾不同患者群体能力的途径。欧美国家在如何对职业精神进行评估方面已有许多研究，其中最重要的是强调评估必须既全面又便于操作，要求包括态度、知识和行为等方面进行动态观测[21]。例如，通过"客观结构化临床考试"（OSCE）来评估被考者的职业精神水平，其中心原则是衡量其人文主义的价值观，如同情心、文化敏感性、人际沟通能力、正直感等。

尽管上述研究表明人文教育对医学生的同情心、职业精神、文化敏感性等均能产生积极影响，但人文学科的学习如何产生这些态度和技能，以及哪些人文教育最为有效仍存在争议。此外，有学者指出，如何除去分析人文教育影响的干扰因素，如性别、年龄、学医前的知识背景等，都可能影响学生对人文学科的学习兴趣，以及人文学科对他们的影响。例如，女性医学生在同情心测量中经常得分更高；那些主动选修人文类课程的学生或许本身就有了更多的同情或注重沟通技巧。

总而言之，随着人文教育在医学教育中的作用日益受到重视，我们需要进一步研究和追踪人文教育是否会影响到他们的职业生涯和是否更加有利于他们成为一个成功的、有人文主义情怀的、有责任感的医生。

杰弗逊医师同情量表

1	当我向病人提供医疗服务时,我应当设身处地为病人着想。	1	2	3	4	5	6	7
2	我认为让病人感到有效本身就是治疗。	1	2	3	4	5	6	7
3	我了解病人及其家属的情绪状态是我与患者关系的一个重要组成部分。	1	2	3	4	5	6	7
4	我通过关注病人的非语言线索和身体语言,试图去了解他们内心的想法。	1	2	3	4	5	6	7
5	为了提供更好的医疗照护,我试着像病人那样思考。	1	2	3	4	5	6	7
6	我相信同情在临床治疗中具有重要的治疗价值。	1	2	3	4	5	6	7
7	同情是一种治疗技能,若缺乏同情,我作为医疗保健提供者的价值将受到限制。	1	2	3	4	5	6	7
8	病人的疾患只能通过医药治愈,因此,与病人保持感情联系对于疾病治愈意义不大。	1	2	3	4	5	6	7
9	我不会让自己与病人及其家人之间保持强烈的情感关系。	1	2	3	4	5	6	7
10	我认为情绪在疾病治疗中价值不大。	1	2	3	4	5	6	7
11	因为人是千差万别的,我不可能从病人的角度去看问题。	1	2	3	4	5	6	7
12	关注病人的个人经验与治疗效果无关。	1	2	3	4	5	6	7
13	当我理解病人的感受时,病人感觉更好。	1	2	3	4	5	6	7
14	我有很好的幽默感,我认为它有助于取得更好的临床效果。	1	2	3	4	5	6	7
15	我认为在医患关系中,理解病人的身体语言与理解病人口头交流同样重要。	1	2	3	4	5	6	7
16	我询问与记录病史时,尽量不去注意病人的情绪。	1	2	3	4	5	6	7
17	我认为询问患者在他们的生活中发生的事件,对于认识他们的身体疾病意义不大。	1	2	3	4	5	6	7
18	我很难从病人的角度来看问题。	1	2	3	4	5	6	7
19	我不喜欢阅读非医学类的文学和艺术读物。	1	2	3	4	5	6	7
20	我认为病人及其家人的感受与临床治疗关系不大。	1	2	3	4	5	6	7

注:根据自己与病人相处的情况,在适合答案上直接用"√"标记

1 = 完全不同意;2 = 不同意;3 = 有点不同意;4 = 不确定;5 = 有点同意;6 = 同意;7 = 完全同意

参 考 文 献

[1] Fox. DM. Who we are: the political origins of the medical humanities, Theoretical Medicine, 1985, 6:327-342.

[2] Hawkins AH. Humanities Education at Pennsylvania State University College of Medicine, Academic Medicine, 2003, 78(10):1001-1005.

[3] Jackson M. Back to the Future: History and Humanism in Medical Education, Medical Education, 2002, 36: 506-507.

[4] Gordon, J. Medical humanities: to cure sometimes, to relieve often, to comfort always. The Medical Journal of Australia,2005,182(1):5.

[5] Pellegrino ED. Humanism and the physician. Knoxville: University of Tennesee Press. 1979.

[6] Greaves D. Conceptions of medical humanities. J. Med. Ethics, 2000,26:65.

[7] Evans HM, Macnaughton J. Should medical humanities be a multidisciplinary or an interdisciplinary study? Medical Humanities,2004,30 (1): 1-4.

[8] General Medical Council, Tomorrow's Doctors. Recommendations on Undergraduate Medical Education. London: GMC. 1993.

[9] Evans M, Finlay I. Medical Humanities, London, BJM Books,2001:197.

[10] Macnaughton J. Research in Medical Humanities:is it time for a new paradigm? Medical Education, 2002,36: 500-501.

[11] Schneiderman L. Empathy and the literary imagination. Ann Intern Med,2002:137: 627-629.

[12] 著名医学教育杂志 Academic Medicine 在 2003 年第 10 期有介绍各国医学人文教育的专刊.

[13] Peabody F. The care of the patient. JAMA, 1927,88(12):877-882.

[14] Fried C, Madar S, Donley C. The biomedical humanities program: merging humanities and science in a pre-medical curriculum at Hiram College. Acad Med,2003,78: 993-996.

[15] Association of American Medical Colleges. MCAT and GPAs for applicants and matriculants to U. S. medical schools by primary undergraduate major, 2007. Available at: http://www. aamc. org/data/facts/2007/ mcatg-pabymaj07. htm. Accessed May 2009.

[16] Schwartz AW. Evaluating the Impact of the Humanities in Medical Education. Mt Sinai J Med,2009,76: 372-380.

[17] Hojat M, Mangione S, Nasca TJ, et al. An empirical study of decline in empathy in medical school. Med Educ,2004,38: 934-941.

[18] Hojat M, Gonnella JS, Mangione S, et al. Empathy in medical students as related to academic performance, clinical competence and gender. Med Educ,2002,36: 522-527.

[19] Mangione S, Kane GC, Caruso JW, et al. Assessment of empathy in different years of internal medicine training. Med Teach,2002,24: 370-373.

[20] Shapiro J, Morrison E, Boker J. Teaching empathy to first year medical students: evaluation of an elective literature and medicine course. Educ Health,2004,17: 73-84.

[21] Sullivante C. & Arnold, L. Assessment and Remediation in Programs of Teaching Professionalism. In Cruess RL. Teaching Medical Professionalism. Cambrige University Press,2009:124-149.

附　医学人文课程体系

一、科学发展观

目的:通过一系列培养科学发展观的课程学习,使学生对医学的认识有一个历史的、全局的、发展的观点。历史的观点有助于学生分析医学的本质和价值,全局的观点有助于学生理解医学的现状,发展的观点有助于学生把握医学未来的发展趋势,从而增强医学生的使命感。

核心课程:医学史。(简介略)

开设时间:本科 2 或 3 年级。

选修课程:

1. 现代医学文化

"现代西方医学文化"课程以 20 世纪西方医学的发展为背景,通过对优生运动、避孕与女权运动、替代医学热、生命伦理学的兴起、医疗保健体制改革等产生的原因及其对社会文化的深刻影响的评述,为学生提供一幅人类医疗卫生保健活动丰富、生动的画卷,使学生能从多维度审视现代医学和卫生保健制度。本课程既重视现代医学技术和卫生保健事业的社会价值,又强调了对医疗保健活动中的主流文化保持一种批评的态度。本课程通过探讨医学中科学精神与人文关怀之间的互动关系,从而使学生更全面地理解医学、理解医学模式转变的重要意义。

2. 中医经典和中医文化

"中医经典和中医文化"课程通过对中医经典著作的导读和阐释,分析中医产生的历史文化背景及中医经典中蕴含的文化哲学思想,增加学生对中医的了解和兴趣,使学生能更好地认识、理解与评价中医,正确看待中医在我国历史上所起的重要作用和地位;并通过中医文化的分析正确审视现代医学的弊端和发展趋势。

3. 中国卫生国情

"中国卫生国情"课程通过分析我国当前卫生服务市场的供给与需求特点,卫生服务的性质与特征,评述卫生政策,向学生展示我国卫生的基本概况;并通过效益与效果分析,阐明我国卫生政策的优势与不足,并展望未来卫生的发展方向。使学生能从宏观、全局、发展的观点来认识和分析国家的卫生改革,并培养学生的社会使命感。

4. 全球健康

"全球健康"课程通过介绍当今全球所面临的一些健康问题,如 AIDS、慢性病、肥胖、心理疾病等,并分析这些健康问题产生的经济与社会根源,以及防治中面对的一系列难题、防治的社会性等,使学生树立起健康与疾病的全球观点、多学科合作观点,从社会与全球的角度来认识与治疗疾病。

5. 诺贝尔医学奖百年

"诺贝尔医学奖百年"课程介绍近百年来诺贝尔医学奖的成就及对于医学发展的重要意义,并重点综合分析诺贝尔获奖者成功的个体智力与非智力因素及社会因素,指出未来医学生努力的方向。通过对医学前沿的展示消除学生对医学科研的距离感、陌生感与畏惧感,更好地激发学生专业学习的兴趣并及早树立起未来的目标。

二、哲学与批判性思维

目的:通过相关哲学与思维科学素质培养课程的学习,帮助学生结合科学技术(及医学)的发展掌握马克思主义的自然观、科学技术观、科学技术方法,以培养辩证的思维能力,更好地指导其专业学习、研究和工作实践。

核心课程:医学哲学(自然辩证法概论)。(简介略)

开设时间:硕士 1 年级、长学制 3 年级。

选修课程:

1. 创造性思维

"创造性思维"课程主要介绍创造性思维的基本特点、激发创造性思维的基本方法、创造性思维在医学的中重要作用及其在医学中的应用举例。通过相关内容的介绍使学生对创造性思维有基本的认识,并能在今后的学习和工作中自觉运用创造性思维,培养创新的意识,提高创新的能力,为科研、临床工作的开展打下良好的基础。

2. 中医哲学

"中医哲学"课程介绍了中医理论建立的哲学基础,中国传统哲学思想对中医理论形成和完善的影响,以及它带来的中医理论的弊端,并分析中国传统哲学对现代医学的启示。使学生能正确分析和评价我国的中医学,培养学生辩证思维的能力,提高分析问题的水平。

3. 科学技术方法论

"科学技术方法论"作为"自然辩证法"内容的一篇,有其重要的作用和地位。通过对科学技术方法论的学习,使学生了解科学技术研究的基本程序和方法,给予学生学习、科研最基本的工具,教会学生正确的思维方法,让其在学习和科研中尽量少走弯路。

4. 进化论与医学

"进化论与医学"课程介绍了进化论的基本理论,重点介绍了进化论理论对医学、疾病、治疗的新的解释及其对于现代生活方式的批评和适当改造的建议。介绍这一理论并不在于否定现代医学,而在于对现代医学进行反思,并为这种反思提供一种新的视角,有利于培养学生怀疑与反思的能力,并用进化论的思想作为对现代医学进行分析与理解。

5. 逻辑学

"逻辑学"课程主要介绍了逻辑的概念、词项逻辑、命题演算、关系与模态、逻辑思维的基本规律、科学的逻辑方法、论证和反驳、归纳与类比等内容。学习逻辑学目的在于让学生掌握逻辑知识,正确认识客观事物;有助于教会学生准确地表达思想和严密地论证思想;有助于反驳谬误,揭露诡辩;培养学生自觉的逻辑思维。

6. 中西医学比较

"中西医学比较"课程通过对中西医学发展的简要介绍,分析了中西医学在基本理论、病因、病理、诊断、治疗等方面的不同,并分析了这些不同所产生的根本原因。通过课程学习,可以促使学生正确地理解中西医学的不同,并正确认识与评价中医的地位与作用,正确分析中西医学各自的优劣。

7. 医学美学

"医学美学"课程主要介绍了医学美学与美容医学的概念、医学美学起源与发展、美学基础知识、医学美学基本原理、人的美与人际关系美、医学人体美学、护理美学与美学疗法、临床医学中的审美要求和医学职业审美教育活动等内容。旨在培养学生正确的审美观,并学会发现与欣赏医学中的美。以利于激发学生的学习兴趣、调动学生的学习热情,为医学专业课的学习打下良好的基础。

三、伦理道德与职业精神

目的: 通过一系列伦理道德与职业精神培养课程的学习,让学生学会以伦理的意识和哲学的思辨看待医学职业和医学科学发展,旨在培养学术的伦理意识,使学生能更全面、深刻地理解医学是道德的职业这一特性,使学生能够在尊重生命、尊重人的层面认识医学科学和医学职业,从而能够从哲学的视角或更高的层次去认识和理解医学科学及医学职业的现状、把握其发展趋势,并最终将医学道德理念贯彻于医学实践之中。

核心课程: 医学伦理学(或生命伦理学)。(简介略)
开设时间: 本科 3 或 4 年级。

选修课程:

1. 中国生命观

"中国生命观"课程的主要内容包括中国传统的生命观和当代的生命观两部分。前者包括儒家、道家、道教和佛教的生命观;后者主要通过对人工流产等问题的回答来挖掘。通过对我国传统的生命观的内容进行挖掘,使医学部一、二年级的本科生客观看待我们民众的生命观和为自身建立更健康的生命观。

2. 西方生命伦理学

"西方生命伦理学"课程简要介绍了西方生命伦理的产生及其背景和哲学基础,重点介绍了西方生命伦理的基本观点,并分析了其观点的来源,与中国生命伦理观的区别。通过西方生命伦理观的介绍,使学生能正确看待当前医学领域一些热点问题的争论及争论的思想缘由,培养学生独立的思考能力和辩证的思维,并培养学生对生命的尊重。

3. 环境伦理学

"环境伦理学"课程通过科技发展、人类生产活动等带来的环境问题,展示了当今世界所面临的人类生存环境恶化局面。并通过对人与环境关系的认识,分析了人与环境的协调发展,讨论了"可持续发展观"的提出与发展。培养学生正确的自然观,加强学生的环保理念,学会尊重自然、尊重生命。

4. 公共健康伦理

"公共健康伦理"课程重点介绍并评析了公共卫生及全球健康方面的伦理热点问题,其目的在于引导学生思考医学技术飞速发展的时代医疗卫生问题的全球性、社会性及两难抉择,培养学生的历史责任感及辩证的思维意识。

四、法律素养

目的:通过法律相关课程的学习,要求学生初步掌握我国现行的基本法律和卫生法律制度,并能将法律理论运用到今后的生活和工作中,不但成为一名知法守法的合格公民,而且能运用相关法律指引日后的临床职业工作。

核心课程:卫生法。(简介略)

开设时间:本科 2 年级。

选修课程:

1. 医患关系法律研究

"医患关系法律研究"课程介绍了医疗行为与医疗法律关系;医疗纠纷与医疗事故;患者的权利;医疗机构和医务人员的义务;医疗纠纷的技术鉴定制度;医疗事故的相关证据;医疗纠纷的赔偿;医疗纠纷的法律责任;医疗纠纷的救济途径和医疗过失保险等内容。重点针对当前日趋紧张的医患关系给出了医务人员应掌握的基本自我保护程序与方法,更重要的是增强学生的法律意识,避免工作中的违法行为。

2. 中国卫生法学史

"中国卫生法学史"课程主要介绍中国历代涉及卫生的法律法规,并作简要评析。旨在通过对历代中国卫生法规的介绍,理清卫生法学在我国发展的历程,了解卫生法律法规出现的必然性,理解卫生法律法规对于医生的重要性,树立知法、守法的意识。

3. 知识产权法

"知识产权法"课程介绍了知识产权保护的起源、发展,以及有关的知识产权保护法具体的法律规范。通过法律知识的介绍,一方面让学生增加了相应的法律知识,提高了法律素养;另一方面增强了学生科研中的保护意识,更避免在今后的科研工作中发生侵犯他人知识产权的行为。

五、心理素质及沟通能力培养

目的:通过心理素质及沟通能力的培养课程,使医学生在以后的临床科研工作中能自觉地按照新的生物—心理—社会医学模式去思考与处理问题,恰当地运用心理学的知识和技能、良好的沟通能力,处理好各方面关系,更好地完成本职工作。同时让学生学会调整心理状态,能够以积极乐观的态度面对生活和工作中的挫折。

核心课程:医学心理学和医患沟通学。(简介略)

开设时间:医学心理学本科1或2年级;医患沟通学本科3或4年级。

选修课程:

1. 性心理学

"性心理学"课程主要介绍性心理学的基本概念、人类性行为以及性健康知识,不同年龄阶段的性心理问题,恋爱婚姻中的性心理问题及调适,性心理障碍与性功能障碍的临床表现、诊断与治疗的基本知识,以及同性恋的相关知识。本课程既可以让学生了解基本的性心理知识,提高了他们对性的认识,也介绍了有关性障碍的临床表现、诊断与治疗知识,为他们以后的临床工作提供支持和帮助。

2. 社会心理学

"社会心理学"课程主要介绍社会心理学的研究方法、社会认知、社会知觉、自我认识、态度与态度的改变、从众行为、团体过程、人际吸引、亲社会行为等理论,为阐明历史唯物主义的基本原理提供了丰富的科学理论与实际资料,使它更加充实,更加具体化,因而使学生能更好地理解、掌握,有助于提高学生的理论认识和哲学水平。同时,社会心理学所揭示的规律,对于理解他人、认识自我和正确地与人交往提供了分析的理论、评价的标准和相处的原则,为个人提高自我修养、加强自我教育、协调人际关系提供有益的帮助。

3. 公共关系学

"公共关系学"课程介绍了公共关系的含义、特征、研究的对象、方法和意义;公共关系的产生和发展;公共关系的职能与原则;公共关系的主体、客体;公共关系工作程序;公共关系应用文书等。在市场经济大发展的今天,学生掌握一定的公关理论,公关技能技巧,完善自身的公共关系素质,提高实际公共关系能力,对职场发展有很强的指导意义。

4. 现代社交礼仪

"现代社交礼仪"课程主要介绍礼仪的本质、礼仪规范、个人仪表、个人仪态、会面设计、交际礼仪、涉外礼仪的基本知识。通过礼仪的学习,有利于学生更好地树立自身的形象,适应现代社会人际沟通的需要,帮助学生顺利地走向就业市场,在人与人的交往中实现"人和"的境界。

六、医生与社会

目的:通过医生与社会系列课程学习,培养大学生认识医学的本质、医学的历史变革,熟悉20世纪医学的时代特征及其结构体系,理解医学事业的社会功能和运行机制、医学活动的特点、趋势和发展战略、科研人员的基本素质及培养途径,增强医学生的科学意识,使他们深刻认识到增强综合性医学人文素质的必要性和迫切性,努力提高养成医学人文素质的自觉性和积极性。

核心课程:医学社会学。(简介略)

开设时间:本科3或4年级。

选修课程:

1. 医学人类学

"医学人类学"课程从人类学的视角探讨了医学、疾病、病痛等概念,通过医学人类学的主要来源、医学人类学的发展历程、病患与医疗的介绍,促使学生以一个全新的视角重新认识医学的诊断、治疗,医患关系的变化。使学生能深入地思考医疗中技术的过度使用和人性的缺失,培养学生的人本观。

2. 健康传播学

随着人们生活水平的不断提高,对于生活质量的意识不断增强,健康信息的需求也在不断增加。健康传播在我国有其发展的动因及土壤。"健康传播学"课程介绍了健康传播在我国现阶段国情下发展、普及的必要性及方式。揭示了健康传播在维护社会稳定、调解社会矛盾、缓解社会冲突中的特殊重要作用。使学生能初步了解健康传播,并思考健康传播在我国的发展,即如何结合我国的特殊国情,开创一条有中国特色的健康传播发展之路。

3. 领导科学

"领导科学"课程既是一门科学,又是一门艺术。课程从领导活动的科学化、领导活动的艺术化两个层面,系统分析和论证了领导的含义与本质、领导环境、领导理论、领导职能、领导主体、领导体制、领导决策、领导艺术、领导效能以及领导创新等内容。在对领导科学的学习过程中,使学生从中感受到领导理论的震撼力,体会到领导艺术的感染力。为今后从事医疗卫生的管理奠定基础。

七、医学人文实践

医学人文实践课程的目标是将理论运用于临床、预防的实践中,宜采用以问题为中心的学习方法,此项内容可灵活掌握,可融入临床实习过程中。

1. PBL(Problem-Based Learning)

由医学人文研究院教师与临床医生集体备课,确定案例、教学要点、讨论要点等;通过网络、纸质印发等方式给同学提供案例等相关资料,并提出讨论题;学生理解案例基本事实,围绕问题搜集资料,撰写发言提纲,制作发言课件在课堂上汇报交流,接受师生提问。

通过案例分析、专题讨论、论文撰写等方式,帮助学生从哲学、历史、社会、文化等多方面理解医学的目的和价值,提高其从多角度分析、解决临床问题的意识和能力;帮助学生增强围绕特定主题进行自主研究、交流合作、表达观点的能力;帮助学生提高医学人文素养和社会责任感、塑造职业精神。

2. 模拟法庭

模拟法庭主要通过老师布置案例,学生分组成立"法庭",学生查阅资料,根据不同诉讼当事人所扮演的角色制作提纲,然后进行模拟审判的演练。教师根据学生在不同环节的表现给出成绩。目的在于使学生将所学法学理论和基本知识与法律实践相结合,培养学生司法实务能力和综合素质能力。

模拟法庭集观赏性与知识性于一体,以活泼生动的形式将严肃抽象的法律搬到现实生活中,让学生在庭审现场的氛围中理解法律的公正无私,理解程序正义的深刻内涵,让他们在另一种环境中学习和思考。

3. 情景剧表演

通过角色扮演法,再现医护人员与初诊病人进行医学会谈的全过程。在演排情景剧时,病种、病史资料都由学生自行准备,具体情节、人物的台词、表情、动作等由参与者按照自己扮演角色的设计与理解,自编自演,即兴发挥,但要体现设定主题的目的。每班选出 12 名参与者,分 3 个剧组,每剧组演出时间控制在 10~15 分钟之内。每一剧组表演完后,先由在旁观看的学生评议,再由实验带教教师讲评。指出好的地方,对不足不妥之处给予指正。

通过这样情景剧表演,可以活跃课堂气氛,提高学生的学习兴趣,并且也满足了学生的表演欲望;同时使学生能充分将理论知识与临床实践相结合,发现自己在人际沟通中的不足之处,达到活学活用,对今后在临床工作中扮演好医务人员这一角色,建立良好的医患关系,对工作顺利开展起着重要的作用。